生活 ➕ 醫館 127

吃出超級免疫力

抵抗病毒、流感、癌症侵襲，後疫情時代的不生病指南

Joel Fuhrman, M. D.

喬爾・傅爾曼 ― 著

蔣馨儀 ―― 譯

高寶書版集團

吃出超級免疫力

一本能增強身體抵抗力，

讓你更長壽、更強壯、無病痛的必讀指南

喬爾·傅爾曼醫生 Joel Fuhrman, M.D.

獻給我的太太麗莎，
她的鼓勵與愛讓我得以勇敢逐夢。

CONTENTS

序　什麼是超級免疫力？　　　　　　　　　　　　　007

第一章　食物等於健康　　　　　　　　　　　　　016

第二章　現代醫學的失敗　　　　　　　　　　　　044

第三章　超級食物能打造超級免疫力　　　　　　　065

第四章　必須知道的感冒與流感知識　　　　　　　095

第五章　健康的碳水化合物、脂肪與蛋白質　　　　119

第六章　做出正確的選擇　　　　　　　　　　　　146

第七章　菜單與食譜　　　　　　　　　　　　　　188

超級免疫力菜單計畫表　　　　　　　　　　　　　193

食譜索引　　　　　　　　　　　　　　　　　　　199

致謝　　　　　　　　　　　　　　　　　　　　　265

附註　　　　　　　　　　　　　　　　　　　　　266

什麼是超級免疫力？

　　兩年半前我們開啟了一場尋回健康的美好旅程，而我現在才恍然大悟，原來我不光是減掉了 45 公斤，而且從那之後就再也沒有染上病毒、得到感冒或是流感了。想到過去三十年多年來，我每年冬天都會患上嚴重的支氣管炎，然後瘋狂咳個六週，現在能免於病痛真是太棒了——而我指的不光是能預防肥胖症、癌症、第二型糖尿病以及心臟疾病而已，還有數都數不盡的好處呢！

——愛蜜麗・博勒爾

　　超級免疫力的最佳定義就是身體的免疫系統能充分發揮最大潛力。現代科學已進步到能夠找出證據證明說正確的原食材與營養成分能提升免疫系統的保護力 2 或 3 倍。若你能學會如何滿足每個細胞的需求，用正確的營養鑰匙解鎖其配對的每個細胞受體，就能啟動體內的超級英雄防禦模式——讓你幾乎不再生病。而且更重要的一點是，從普通免疫力升級為超級免疫力能夠救你一命。

愛蜜麗・博勒爾，2008 年 7 月 2009 年 6 月

事實上現在人們比起任何時候都還需要擁有超級免疫力。在美國，成年人預計每年會感冒二到四次，孩童則是每年六到十次，美國需要花費 400 億美元的直接或間接經濟成本在治療這些感冒。除此之外，生病也不是一件好玩的事情，例如流行性感冒就可能會引發嚴重的長期病症；衛生單位也提出警告，可能會有新型流感疫情以及散播全球的病毒性疾病出現，因此保持強健的免疫系統並知道保護自己與家人的方法是很重要的。在免疫系統不好的人身上，輕症可能會持續數週不退；但更糟的是可能會引發嚴重後果，例如心臟損傷或是神經麻痺，抑或是轉變成難以治療的細菌感染，如危及生命的肺炎等。

　　免疫系統同時也能保護我們免於罹患癌症，對抗感染的白血球細胞和其他免疫系統成分也能夠辨識體內的異常細胞，在細胞轉變為腫瘤或癌症前將它消除。

　　免疫系統就像天使一般守護著我們的生命，保護我們免於受到周遭危險的傷害。擁有超級免疫力，你就能擁有更健康、更快樂、更舒適且更具有生產力的人生。超級免疫力也能讓你挑戰人類壽命的極限，因為免疫力在身體各處都設下了保護結界，從根本上降低罹患輕微感染、重大疾病、甚至是癌症的風險。

　　相較於過去，現代人會接觸到更多來自全球各地的危險傳染病，我們經常會出沒擠滿了世界各國旅客的機場，這些旅客都可能曾接觸過外來的、新型的微生物；學校與醫院裡面也到處都是已產生抗藥性的細菌。科學家認為環境、社會與食物營養攝取上的改變，可能有助於觸發前所未有的大規模流行病疫情：全球在過去三十年間已經冒出了超過

35 種的新型傳染病，美國流行病死亡率也較 1980 年高出了 1 倍，每年死亡人數高達 17 萬人，而每年還有 20 億人乘坐飛機旅行，使得未來產生嚴重病毒性疾病的可能性更勝以往。[附1]

以現在來說，一旦某種疾病開始傳播，就很容易透過旅遊與貿易快速達到全球化。以西尼羅河病毒為例，據推測是受到感染的禽鳥經由船隻或飛機，將病毒從發源地中東一路帶進紐約的。而 SARS（嚴重急性呼吸道症候群）在 2002 年 11 月首次出現，六週內就透過毫無戒備的旅客將疫情擴散到全球。根據世界衛生組織（WHO）的數據，有 8,000 人受到這個嚴重病毒的感染，約有 800 人最終在疫情爆發期間死亡。[附2] 這肯定不會是最後一個在人口高度密集處快速傳播、從全球單一區域擴散到另一區域的病毒，但卻為病毒在洲際之間的傳播速度創下了一個紀錄。[1]

除了危險傳染病在全球各地傳播的風險不斷增加之外，我們還面臨了另一個在現代很普遍、影響人數廣大的疾病：癌症。男性在一生當中被診斷罹患惡性腫瘤的機率是 44%；女性則是 37%。由於和其他主要癌症相比，乳癌患者的年齡中位數較低，因此女性在 60 歲前得到癌症的機率比較高。目前在美國，每四個死亡人口當中就有一人是死於癌症。而從統計趨勢來看，女性的健康前景十分黯淡：乳癌在一百年前幾乎聞所未聞，現在則是每八名女性中就會有一人得到乳癌，並且照這個趨勢看來，在未來幾十年內情況只會越來越嚴重。

但我們若能攜手努力，是可以逆轉這些統計趨勢的。營養醫學領域

1　COVID-19：2020 年全球爆發嚴重的新冠肺炎病毒（COVID-19），傳播速度、範圍、影響人數創了新紀錄，結至本書出版前的 8 月 9 日數據，全球確診人數為 19,616,793 人，死亡人數為 727,091 人，數據持續往上攀升中。

的研究顯示有這麼一個明確的方式能夠改善並維持我們的健康，抵禦各種形式的疾病。

我認為在這幾頁中所提到的營養研究與資訊是至關重要的，並且有必要化為常識。可悲的是，現代人越吃越多加工食物、「假的」食物、食品添加劑……這些食物所含的致癌物質導致免疫力大為下降，當前的食品環境正在損害人們的健康。我們必須要借助營養科學的相關研究，趕在大家的健康每況愈下前、大規模的傳染病爆發前、以及再次見證罹癌人數高峰前，讓人們能夠自己保護自己。

擁有超級免疫力完全是可以達成的目標，但在我們開始談論該怎麼做之前，很重要的一點是你得先了解免疫系統的功能以及它可以為你和你的健康做出什麼貢獻。

更多醫療照護，並非健康的解答

我們活在一個科學飛速發展的時代，而在這個時代裡，有很多新知識的應用可以幫助我們活得比以前更好、更久、更快樂。但我得警告各位：獲得更多醫療照護、吃更多藥、打更多疫苗、看更多醫生並不會讓你產生超級免疫力，醫療照護本身也是問題之一，而非解決方法。

當我們大部分人想到預防醫學以及適當的健康照護時，腦中會出現的是打針、吃藥或是診斷檢驗的畫面。我們在過去的五十年間不斷受到這些產品與服務行銷洗腦，因而接受了越多醫療照護等同於更健康、存活率更高、更長壽這一套價值觀，但這一個等式其實是完全錯誤的。

事實上，凱薩健康基金會曾深入研究此項議題，發現全美有三分之一的醫療花費是投在到提升健康照護品質，而這些服務不但沒效果，反倒還可能會弄巧成拙！[附3] 太多人的身體病痛越來越多，原因不在於缺乏醫療照護，而是更多醫療照護確實並非解答。

　　我每天在診所裡看的那些新病人就是最好的例子。他們常常患上持續數週的感冒或流感，然後轉成咳嗽，幾個月都不見好轉。我們經常會發現病人因為一場小感冒引起了長達數個月的鼻竇炎，然後又發展成顏面痛及頭痛。那些一開始的小小不適演變成重大的病痛，需要吃越來越多藥才能夠解決。而一開始這些藥物可以舒緩症狀，但過了一陣子藥效消失後，原本的症狀就又再度浮現，而且通常會變本加厲。產生這些醫療併發症是由於免疫力低落，而免疫力低落則又是因為攝取了不適當的營養與藥物導致身體自我保護能力下降的關係。

　　蘿拉‧卡米斯基是我之前的一位病人，她就是一個很好的案例，說明了充足適當的營養能如何修復免疫系統，讓身體變得比過去更為強健。她將自己的例子寫下來寄給了我：

　　　　我對花粉、草、樹木、豚草和貓咪都過敏，並且長期鼻塞，由於需要持續吃抗組織胺和抗生素，而引發了泌尿道感染和細菌性鼻竇炎。我也為了減肥一次又一次地節食，雖然渴望食物但又對自己的飲食習慣充滿罪惡感。就像雲霄飛車一樣，病一場接著一場來，藥也越吃越多──我才三十幾歲而已呢！

　　　　終於，在讀了你的書之後，我總算明白了這一切的原因，也意識到自己的免疫系統十分低落。我成功減去了 6.8 公斤，

這是多年來我一直想達成的目標，而且才過了幾週我就察覺自己精神明顯變得更好、再也不會胃痛了。而真正令人興奮的是六個月後，我發現過敏症狀竟然全部消失，我又再度得以自由地呼吸，那些過敏、鼻竇炎、常有的尿道感染問題全部都不見了！也不再需要吃藥！我已經找到最有效的方法來維持健康，這個方法一勞永逸地替我解決了所有問題。

蘿拉的經驗適用於我們所有人，你們在接下來的內容將學到非常寶貴的新科學知識，將這些知識藏在醫學院圖書館的地下室實在是太浪費了，應該讓每個人都知道自己也能改變自己的人生。

我們大部分人還沒有意識到免疫力低下（等同於標準美式飲食）將如何使我們更加曝露在危險之中。

低免疫力不光是會讓我們更容易得到流感或其他疾病，也有證據顯示吃了過多的抗生素和其他藥物也可能會導致癌症產生。

一篇於《美國醫學會雜誌》（Journal of the American Medical Association，簡稱《JAMA》）所發表的研究提供了證據顯示乳癌風險增加與抗生素的使用相關。作者群來自美國國家癌症研究所（美國國家衛生院位於馬里蘭州貝塞斯達的研究所）、西雅圖的華盛頓大學、以及同樣位於西雅圖的福瑞德哈金森癌症研究中心，此篇報告的結論指出其所研究的女性若使用越多抗生素，罹患乳癌的風險就越大。[附4]

《JAMA》這份研究的作者們發現女性若在十七年間吃超過二十五次的抗生素處方，比起那些完全沒吃過抗生素的女性，罹患乳癌的機率是 2 倍。然而若在同樣時間內吃了一次到二十五次抗生素處方的女性，

其被診斷罹患乳癌的風險還是相較完全沒吃過抗生素的女性高出 1.5 倍。作者發現這篇研究中所有的抗生素種類都會增加乳癌風險。

我記得在醫學院上第一堂藥理學時教授就強調：「別懷疑：所有藥物都有毒性，甚至還可能加速病人死亡。應該要在仔細思考險益比後才能使用藥物，因為它們全都具有相當程度的嚴重風險。」加上我們缺乏營養的飲食習慣—使得免疫系統低落，導致疾病頻發—再搭配過度用藥包括抗生素、疫苗、以及治療自體免疫疾病的免疫抑制劑，為我們過去七十年來癌症病發率呈現爆炸性增長提供了很好的解釋，但這一個趨勢是可以改變的。

營養缺乏加上用藥過度及藥物依賴成了女巫熬煮的毒藥，隨著年紀的增長削弱我們的健康。若你像蘿拉一樣老是在生病，若你過度依賴藥物只是為了讓身體感覺恢復「正常」，那就該有所警覺了。這些經常性的感染就像是你體內免疫力的警鈴，良好的健康不只是你此刻的感覺而已，也和你的免疫系統如何抵抗微生物息息相關，這同時也反應了你對癌症的抵抗力。這個嚴肅的話題討論起來可能不太舒服，但是因為太重要了所以我們也無法跳過。蘿拉經常生病並且依賴藥物，因而終於敲響了警鐘，將自己驚醒。她內心深知自己必須改變，如今隨著健康狀況好轉，此刻她的身體獲得了連自己都不曉得的多重保護，避免了過去正逐步邁向的健康悲劇。

用超級免疫力保護自己

我們所學到的是病毒會經由手碰觸到臉的動作在人跟人之間傳播，一旦接觸到病毒就無法避免遭受到感染。若此種說法正確的話，為何有人會比其他人更容易生病？是什麼讓某些人更容易受感染？一旦家裡或工作場合有人生病的話，我們也就註定會被傳染嗎？

如果科學發展到一定程度，讓人體能幾乎抵抗所有感冒、流感與其他感染——而且一旦你「染上」疾病，在 24 小時內就能恢復健康的話會怎麼樣呢？若你能預防病毒與細菌感染的併發症，並將這些症狀限縮在稍感不適的範圍，並且永遠不會引發更嚴重的感染，聽起來如何？要是真的能夠發展出對抗傳染病的超級免疫力，你覺得怎麼樣？會不會想要擁有這一切呢？

若我們可以用適當充足的營養來建立免疫防禦機制，找到打造強大的防禦力、阻絕 80% 的癌症、產生超級免疫力的方法，用同樣的正面行動能使你在老年時退化得更慢、能保持青春活力及良好的健康，聽起來如何？

事實上，營養科學在近年來已經取得了顯著的進步並有著重大發現，若你將新的科學方式應用在飲食選擇上面，就能掌握自己的健康命運。在營養科學的歷史上，有證據證明人類的免疫系統能夠變得超級有效，可以保護身體免於患病。我會幫助各位了解這種新的科學方法，並將其實際應用在你的廚房跟生活當中。

食物以熱量的方式為我們提供能量並打造生長所需的基礎，但我們卻小看了食物中無熱量的微量營養素，包括那些既非維生素也不是礦物

質的植化素——此元素能強化並支持免疫系統發揮正常功效。本書教你認識這些讓免疫功能得以正常運作、使免疫力增強的關鍵因素。我們可以經由搭配食用各種富含效用顯著、能強化免疫力的植化素和其他微量營養素的食物，來預防大多數的現代疾病。將人體免疫系統的功能及保護力發揮到最大，以此打造出超級免疫力。

超級免疫力有助於抵抗感冒、流感、癌症等各類疾病，這不光是為了流感季節做準備，也是為了要以超級健康的身體度過你往後的人生。我們在談論的並非是速效的解決方法，而是要全面轉變我們對於自身保健與整體健康的了解。

生活中總有危機，即便攝取的是最佳營養，也無法預防所有的微生物感染與癌症；然而，由於現代醫學、營養科學與微生物學的進步，那些最常見的嚴重疾病沒有理由不會消失匿跡。

我希望各位仔細研究並評論本書所提供的資訊，也希望許多讀者能夠閱讀書中所列出的科學參考資料，並確認其正確性。這樣一來，我想你將會發現證據實在多到不可忽視，而且也會認為解決方法非常棒。超級免疫力是提供給選擇擁有它的人！

第一章

食物等於健康

　　在我開始將傅爾曼醫生所提倡的理念融入到自己的飲食習慣前，我老是在感冒並且受苦於幾乎算是慢性的鼻竇炎；更見鬼的是，我甚至還有兩次差點死於肺炎。但現在我再也不生病了，過去三年我一次都沒有感冒過。我追蹤記錄自己所攝取的營養，並且親眼看到自己現在的飲食已經達到並超過幾乎所有維生素及礦物質的建議攝取量。如今我總算了解為何過去自己總是病懨懨的：我獲得的營養太少了。謝謝你，傅爾曼醫生。

——阿拉姆・巴薩曼

　　歷史學家與考古學家都發現，世界各國的古文明都認知到某些食物有增進健康及預防疾病的好處。歷史文獻記載某些乾燥植物的萃取物及食物具有療效，說明了植物裡的一些化合物具有保健功能，而對於此一知識的早期應用則可以追溯至數千年前。

　　天然植物是由具生物活性的化合物經過複雜的組成而產生的。「植化素」（phytochemicals）這一詞指的就是「植物的化學物質」，該詞

彙之所以被創造出來就是為了表達數千種源於植物的化合物，這些化合物能在動物組織中產生功效，對人體健康及免疫系統有著細微卻深遠的影響。近期的研究發現人體的免疫功能要變得更強，就是得依靠各種植物衍生出的化學物質。我們要認知到食物的功能不光是提供我們基本的營養，同時還為我們多添加了抵抗疾病與延年益壽的好處，而這較為複雜的第二層好處卻一直未受到充分的理解，直到最近事態才有所改變。

在這個可以食用植物的世界中，人類的身體不斷演化來吸收植物中複雜的生物化合物，並利用這些化合物來加強我們的細胞功能。最近幾年我們發現細胞間彼此竟有著神奇且非常複雜的互動——這些互動是由植化素所組成，能提升防禦及自我修復機制，但我們卻從不曉得人體竟擁有這些功能。

植化素是一種植物本身內含的化合物，具有生物活性，對植物的生長和存活來說至關重要，它們的出現是為了造福植物界，但人類也依靠這些植化素來優化免疫系統的功能。有些人很抗拒「化學成分」這一詞的涵意（暗示有人工及有毒化合物的意思），所以偏好使用「植物營養素」（phytonutrients）這一個說法，因此你常會看到這兩個詞交互使用。然而，「化學成分」這一詞涵蓋範圍較廣，擺脫了特定涵意的束縛，因此「植化素」這個受到廣泛認可的詞其實才是最正確的說法，最能代表這一系列具有複雜健康效應的化合物。

超級免疫力的秘訣就在於超級營養，而這做起來相對容易，只要你理解並掌握住食物選擇與準備的基本原則，不需要花上數年的研究與思考就能成為人類營養學專家。就如同人體免疫系統複雜的協同機制一般，天然植物體內也有數千個錯綜複雜的細胞與生物化學成分和諧運

作，是一種奇妙又複雜的生命體。動物及植物在地球上形成了脆弱、彼此相連、互利共生的關係，如今人類也必須依靠植物存活並維持健康。當在研究動物及人類的生存潛能時，我們必須認知到從土地生長出來的食物，其健康程度與品質和人類生命的維持息息相關：吃進肚裡的食物健不健康，最終都會影響到我們自己的身體狀況。當我們吃到健康的食物，身體就會變得更健康，反之則會容易生病。從本質上來說，我們就是由自己所吃的食物所組成的，正如那句常見的諺語：人如其食。

但很不幸地，若我們的身體（特別是在成長階段）長期缺乏營養，則會造成細胞損傷導致晚年發展出難以治癒的嚴重疾病。除此之外，營養缺乏也會使得免疫力低下。

對我們所有人來說，好消息就是：近年來在營養科學方面取得的進展，提供了我們一個透過食物來獲得健康的機會。而且正如你所將發現的，在莓果和石榴這類食物中不只含有強而有力的化合物，能對人體產生保護作用，而且這些化合物在與飲食中的其他綠色植物、菇類和洋蔥結合後，還會加強人類基因組中本具的神奇自我療癒與修復機制，彼此共創超級免疫力。

這些化合物的組合比單一的高劑量化合物來得要有效，比方說單吃高劑量的維生素 C 或 E 效用還是有限的，特別是沒有缺乏這兩種維生素的情況下效用更低。同理可證，儘管某些含植化素的化合物比起已知的抗氧化維生素像是 C 或 E（後面會對抗氧化劑與自由基有更多介紹）擁有更大量、更長效且更有力的自由基捕捉能力，大量一次性地補充綠色蔬菜的天然植化素萃取物，其保護力道仍舊比不上搭配其他數百種營養豐富的食物、結合各種有益化合物一起吃的結果。這些新發現的微量

營養素能共同運作來強化體內各種機制，同時預防細胞損傷並剷除受損嚴重、無法充分修復的細胞，防止它們之後對人體健康產生危害。

我的「植物營養」（nutritarian）飲食法中混合了最具強力保護作用的食物，純天然、無毒並且能預防許多疾病產生。此種飲食法不只能強化我們的免疫系統來抵抗感染與癌症，同時也能預防心臟病、中風和失智症。

 ## 加工食物的災難

由於美國和世界許多地區的現代飲食習慣吃非常多加工食物與動物製品，而天然植物的攝取量卻很低，尤其是蔬菜，幾乎所有美國人都嚴重缺乏蔬菜中的植化素，而這種情況對人體有著深遠且危險的影響。

二十五年前，我們推崇維生素和礦物質，而營養科學家幾乎不知道植化素的存在，現在這些化合物都被視為天然食物中主要的微量營養素來源，其影響也是各方所公認的深遠。換句話說，我們現在知道光是補充維生素和礦物質是遠遠不夠的，要讓免疫功能得以正常運作，我們需要數百種額外的植化素幫忙，而這些化學成分都可以在天然植物中找到。市面上到處都是含有這類有益化合物的營養補充品，帶給人們一絲希望，但在強化免疫力的功能上，沒有什麼能比得上未經加工的植物性飲食，因其含有的一系列充足的、能增強人體健康的物質。

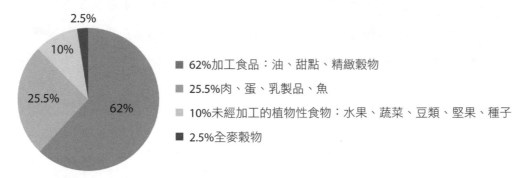

美國攝食量數據

- 2.5%
- 10%
- 25.5%
- 62%

■ 62%加工食品：油、甜點、精緻穀物

■ 25.5%肉、蛋、乳製品、魚

■ 10%未經加工的植物性食物：水果、蔬菜、豆類、堅果、種子

■ 2.5%全麥穀物

美國農業部經濟研究局，2005; www.ers.usda.gov/Data/FoodConsumption/FoodGuideIndex.
htm#calories

如今，美國人的飲食中有 60% 的熱量都來自加工食品——此比例在過去一百年間逐漸增加、勢不可擋。這類食品包括大部分添加了甜味劑、白麵粉及油的食物。加工食品包括以下幾種：白麵包、貝果、洋芋片、義大利麵、甜甜圈、餅乾、營養早餐棒、即食穀片、汽水、蝴蝶餅、調味料、預製的沙拉醬。這些加工食品通常都混和了添加劑、色素、以及延長保鮮期的防腐劑，並且放在塑膠袋或是紙盒裡。

目前汽水、糖、玉米糖漿和其他甜味劑在我們的飲食中佔最大宗，過去一個世紀美國飲食中起司和雞肉的上升幅度也十分之大，我們攝入的熱量來自於動物製品的比例現在已超過了 25%。現代飲食中動物製品與加工食物佔比之高，只剩下很有限的空間能留給未精緻化及未加工過的植物性食物。

美國人飲食中只有少於 10% 的熱量攝入是來自未經加工過的植物性食物，例如水果、豆類、種子和蔬菜。然而這 10% 的數據也是具有

誤導性的，因為我們所吃的植物性食物中有一半是馬鈴薯產品，包括薯條跟洋芋片！若你不計算馬鈴薯的話（它並非特別有營養的食物），那其他種類的植物性食物只佔了美國人飲食的 5% 不到。

現代人的飲食不只是稍微缺少了幾種微量營養素而已，而是嚴重缺乏數百種內含於植物中、可以增強免疫力的重要化合物。這些東西並非可有可無，你想要一輩子健健康康就不能沒有它們。

要找出美國飲食中缺乏的重要抗氧化劑與植化素，我們必須要能辨識出一系列有益的化合物，包括一整個胡蘿蔔素家族（包括茄紅素、β-胡蘿蔔素、α-胡蘿蔔素、葉黃素和玉米黃素），以及其他各式各樣能最大化細胞功能、進而促進免疫細胞治癒力的化合物，像是硫辛酸、類黃酮、生物類黃酮、多酚、酚酸、檞皮素、蘆丁、花青素、原花青素、蔥屬化合物、硫化丙烯、硫代葡萄糖苷、異硫氰酸酯、木酚素、果膠。這些都是會影響我們健康的一些化合物種類，而且要是沒有了它們，我們的健康——特別是免疫系統——就會嚴重受損。

不論外界有多少不同的飲食理論，幾乎人人都同意蔬果是「對身體好的」，但到底有多麼好卻是爭論不斷。可悲的是，從觀察性研究裡得出的數據常常是有缺陷的，只因為大部分的人蔬果攝取量都太少，以致於無法對健康產生可測量的影響！然而，一些長期的觀察性研究確實顯示蔬果攝入量是預防慢性疾病與早逝最重要的因素。[附5]

🍴 抗氧化劑的性質與功能

　　由於加工食品與動物製品都不含有大量的抗氧化營養素或是任何植化素，因此現代飲食特別容易產生疾病，換句話說就是我們自己把自己吃到生病。抗氧化劑就是維生素、礦物質以及植化素，能幫助身體清除「自由基」並控制自由基的產生。

　　為什麼這件事這麼重要呢？自由基是帶有一個奇數電子的分子，因此具有活潑的化學反應。這個不穩定的分子在碰到細胞內的其他分子與結構時會產生破壞性，要是沒有足夠的抗氧化劑（自由基的天敵）過量的自由基就會造成身體發炎以及提早老化。維生素 C、E、葉酸、硒、α- 和 β- 胡蘿蔔素與其他的植化素都具有抗氧化作用。

　　絕大部分的抗氧化劑都是透過水果、蔬菜以及其他天然植物進入人體的，在動物製品以及加工食品中都無法找到大量的抗氧化劑。（植化素除了當做抗氧化劑之外也有各式各樣的益處，目前這些益處正在研究當中，還需要進一步的了解。）

　　當細胞內的自由基活動增加，跳脫自己的細胞區室影響到周圍其他細胞時，就會產生氧化性損傷。自由基並非都是有害的，事實上它們扮演了相當重要的角色：它們會清除身體的廢棄物，而免疫細胞也會利用自由基來攻擊並除去可能危害人體的受損細胞，阻斷它們持續惡化後發展成癌症的可能性。然而，自由基和其他細胞內毒素的問題就出在於：我們沒有讓它們每天固定接觸到大量各式各樣的抗氧化劑與植化素，違背了大自然的原意，使得自由基數量大增並且全身到處遊走。因此它們清除的不再只是體內的垃圾和異常組織，也開始摧毀正常的組織，導致

細胞受到損傷並且增加了細胞毒素的濃度。

由於蔬果富含這些有益的化合物，所以計算蔬果（特別是綠色蔬菜）的攝入量，就是一個測定飲食中總抗氧化能力的簡單方式。另外科學家也可以用測量血中 α- 胡蘿蔔素含量的作法，來評估我們的蔬菜攝取量。β- 胡蘿蔔素在胡蘿蔔和其他橘色蔬果中含量很高，是受到最廣泛研究的類胡蘿蔔素；但 α- 胡蘿蔔素更能精確地反應蔬菜的攝入量。首先是因為大部分的綜合維生素與營養補充品中都沒有包含 α- 胡蘿蔔素，其次是因為它是一項非常好用的指標，可以用來檢視攝取了多少高營養蔬菜（深綠色與橘色蔬菜是 α- 胡蘿蔔素含量最豐富的地方）。α- 胡蘿蔔素是 40 多種類胡蘿蔔素的一種，屬於抗氧化劑家族的一員，文獻記載有預防疾病與延長壽命的功用。

最近有一項研究檢測了所有受試者體內的 α- 胡蘿蔔素含量，然後在接下來的十四年間追蹤他們的死亡情況。研究員發現當受試者體內的 α- 胡蘿蔔素含量越高，死於各類疾病的機率則會降低。和體內 α- 胡蘿蔔素含量最低的那群受試者相比，體內 α- 胡蘿蔔素含量最高的受試者們的死亡風險降低了 39%。[附6] 類似的關聯性也體現在 α- 胡蘿蔔素與特定病因的死亡風險上，體內 α- 胡蘿蔔素含量較高的人不只是罹患心血管疾病和癌症的機率會降低，也較少患上其他疾病，特別是傳染病。

α- 胡蘿蔔素本身確實能提供大量有益的抗氧化劑，但更重要的是，α- 胡蘿蔔素也是一項指標，能反映出其他存在於綠、橘色蔬菜中數千種化合物的攝取量，並與這些化合物共同協做來維持身體的健康。綠色蔬菜的綜合營養密度是最高的，代表它們每一卡中微量營養素的含量是最多的，當然也是含有最多 α- 胡蘿蔔素的食物。

上述所引用的這篇長期大型研究的內容，很大程度上支持我所推薦的高營養飲食法，因為許多富含 α- 胡蘿蔔素的食物在其他微量營養素上的綜合含量也非常高。當我們優化飲食中所攝入的微量營養素後（豐富其種類及數量），就有可能大幅降低晚年罹患疾病的機率並延長自己的壽命。換句話說，在飲食中加入各式各樣大量的未加工蔬果，身體就能更健康、活得更長久。

每一卡中的 α- 胡蘿蔔素含量高的食物包括以下幾種：

- 青江菜
- 蘆筍
- 高麗菜
- 寬葉羽衣甘藍
- 紅椒
- 綠花椰菜

- 胡蘿蔔
- 豌豆
- 青椒
- 瑞士甜菜（Swiss chard）
- 西洋南瓜（Winter squash）

缺乏植化素的飲食需要為低落的免疫系統負起大部分的責任。吃較多蔬菜的人得到癌症的機率能大幅降低，而歷史上最長壽的那些人飲食中蔬菜的攝取量也都非常大。[附7]

我甚至可以說植化素是過去五十年間人類營養學領域最重要的發現。目前為止，人類已經發現數百種植化素營養素，而獲得詳細研究的大概有 150 種，然而能提升人體免疫力的植物來源分子可能超過數千種。植化素的密度常常會以鮮豔的顏色如黑、藍、紅、綠、橘色做為凸顯，植化素的類別中含有各式各樣的結構及有益健康的獨特物質，這就是為何廣泛攝取植化素是對人體最為有益的原因。

各式種類的植化素包括以下幾項，有部分在上面一段已經介紹過了：蔥屬化合物、硫化丙烯、花青素、甜菜紅素、香豆素、類黃酮、黃酮醇、配醣體、吲哚、異黃酮、木酚素、檸檬苦素、有機硫化物、果膠、酚類化合物、植物固醇、蛋白酶抑制劑、萜烯（類異戊二烯）、酪醇酯類，每一個種類裡都含有數百種化合物。

　　許多新鮮剛摘採下來的植物，其所含的植化素會在現代加工技術包括（在某些情況下）烹煮的過程中受到破壞或流失。天然植物類食物是非常複雜的，因此我們還未能完全辨識出它們確切的結構以及大部分所含的有益化合物種類。但很顯然的是，免疫細胞的功能與製造都與細胞大量接觸各式各樣的植化素有關，吃太少富含植化素的各類原型植物性食物，是導致罹患大部分可預防性疾病（包括癌症）的主因之一。[附8]

　　再更明確一點地說，我的意思是一塊雞肉和一片餅乾是一樣的：它們都是不含大量抗氧化劑或是植化素的食物，兩者皆是動物製品與加工食品，缺乏可支持免疫系統的營養。我們吃越多缺乏植化素的食物，免疫系統就會越衰弱，於是生病及罹癌的風險也會隨之提高。許多種受歡迎的低脂飲食例如蛋白、白肉、義大利麵等其實都會基於各種因素而破壞免疫系統並導致癌症，主要就是因為缺少前述具保護性的植化素。

　　在許多不同的研究當中，專家學者發現植化素擁有維生素和礦物質所無法提供的保護功能，例如：

- 生成解毒酶
- 控制自由基的生成
- 降低致癌物質的活性與毒性
- 保護細胞結構不受毒素破壞

- 加強人體修復機制來修補受損的 DNA 序列
- 阻止 DNA 受損細胞再繼續自我複製
- 具有抗真菌、抗細菌、抗病毒的功效
- 能夠抑制受損或基因改變 DNA 的功能
- 加強免疫細胞的細胞毒素（破壞力）——代表能殺死微生物與癌細胞的能力

從這份清單我們可以看出植化素的主要功能可以濃縮成一項：人體抗癌防禦機制的燃料，富含植化素的飲食是我們在與癌症對戰時發射出去的大砲。防禦機制包含了免疫系統的細胞殺傷力，免疫系統必須能夠消滅入侵的微生物（病毒與細菌），並在自體異常細胞癌變之前將其殺死。當一個細胞的 DNA「斷裂」次數增加時，細胞就會變得越來越異常，因此免疫系統會做出反應並試圖清除這個細胞。這個催化自體異常（也就是快要癌變與已經癌變的）細胞死亡，以預防之後對身體造成損害的過程被稱為「細胞凋亡」。

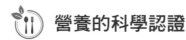 **營養的科學認證**

人們對於超級營養及其對於身體健康的影響有相當多的爭論，甚至還出現了懷疑論，特別是當個人打算捍衛他們過往的想法與飲食習慣時尤其會如此。然而，近年來已經有壓倒性的大量科學數據顯示這種飲食對免疫功能有益，也就是可以提升傳染病及癌症的防禦機制。

任何深入研究營養學並關注最新研究的人都會發現一項他們難以忽略的事實：也就是某些營養食物——我稱之為「超級食物」，因為它們能讓人體產生超級免疫力——含有能提供身體強力保護的微量營養素。有大量證據顯示若將飲食模式改為多吃富含高微量營養素的超級食物，就等於握有了獲得良好健康與青春之泉的祕密。

在 1930 年代，科學家就發現了第一批已知的微量營養素：維生素與礦物質。他們也分辨出了哪些植物能以熱量的形式提供我們能量，並將其稱為「巨量營養素」。巨量營養素包括脂肪、碳水化合物和蛋白質，它們全都含有熱量，而我們也需要它們才能夠生存，另外儘管水不含有熱量，也一樣被視為是一種巨量營養素。

巨量營養素	微量營養素
脂肪	維生素
碳水化合	礦物質
蛋白質	植化素
水	酶

在同一個時代，科學家也發現了人體若是缺乏某些微量營養素，可能會引起各種名稱奇異的急性疾病像是壞血病、糙皮病和腳氣病。缺乏性疾病過去在美國非常普遍，直到 1940 年代，美國食品藥品監督管理局（FDA）規定要強化（添加微量營養素於）常見的食物像是麵包與牛奶，才大幅減少了此類疾病，然而這些疾病在許多較貧窮的國家仍舊十分普遍。

缺乏元素產生的對應疾病

缺乏的元素	對應疾病
維生素 A	乾眼症（一種眼睛疾病）
維生素 C	壞血病
維生素 D	佝僂病與骨質疏鬆症
碘	貧血與智能遲滯
硫胺（B_1）	腳氣病
菸鹼酸（B_3）	糙皮病

到了 1940 年，維生素補充品生意已經是價值 10 億美元的產業了：人們獲得多喝柳橙汁並吃維生素 C 膠囊的建議，美國的食品製造商也開始在加工食品中添加維生素 A、D、B 的補充品。在 1950 與 1960 年代，加工食品更進一步強化，最終則取代了新鮮食材，成為已開發國家主要的熱量來源。

1960 年代速食餐廳也開始在美國各地展店，到了 1970 年代則成為了一個價值 60 億美元的產業。速食店花不到二十多年的時間就已遍地開花：2005 年時，速食業光在美國就突破了 1,200 億美元的銷售額。[附9]上述強化食物的方法，反而變成了預防加工食品天生缺乏微量營養素的策略，高卡路里含量的食物隨處可見，但裡頭的微量營養素卻不見了，那這會造成什麼結果呢？如今有太多人倚靠加工食品、簡便食品以及速食維生，在我們的飲食中幾乎看不到蔬菜、菇類、豆類或是種子了。

加工食品的強化起源於一種較早期的區隔性營養科學：科學家與政府單位認為我們只要提供人們其飲食中所缺乏的微量營養素，就能夠避

免那些因營養不良、食物選擇不當、或是食物供應不足等因素所引起的併發症。儘管添加了這些缺少的營養素確實能治癒並預防多種缺乏性疾病（就像上面表格），但此種作法卻引發了一場加工食品與垃圾食物的革命，將我們的飲食與健康帶離正軌。

就是此種心態造成了我們飲食習慣的轉變，至今也仍舊持續影響著人類，飲食風氣往這一個方向改變不只是會削弱我們的免疫系統，改變的過程還會讓我們曝露在數百種潛在的疾病當中。對人體營養過度簡化的後果就是發展出像是嬰兒配方、醫院流質食物、營養強化飲料、營養補充品這些醫用食品，進一步造成我們健康照護上的危機並且最終引發癌症。

現代社會的癌症大爆發

癌症發病率在 1935 到 2005 年間，一年比一年高，連續七十年來皆是如此！由於加工食品與速食也擴展到了未開發的地區（包括美國境內及境外），於是我們便發現偏遠地區也開始出現高比率的癌症與肥胖症，導致今天美國（以及其他國家）罹患免疫系統失調、過敏、自體免疫疾病與癌症的人口呈現爆炸性增長。

在 1960 和 1970 年代，大部分的營養學家都將注意力集中在研究巨量營養素上，並想要找到脂肪、蛋白質與碳水化合物的最佳比例，好讓身體達到最佳的健康狀態。醫生與營養學家認為能透過綜合維生素或其他營養補充品來滿足人體對微量營養素的需求，並且覺得沒有必要透過

富含微量營養素的食物來取得人體所需的維生素和礦物質。事實上，食物中微量營養素的密度含量逐漸受到忽略：科學還無法了解、也辨別不出這些含有數百種待辨識之有機化合物的食物具有什麼樣的重要功能，以及免疫系統有多依賴它們來進行運作。

在十三個現代國家的平均癌症死亡率趨勢

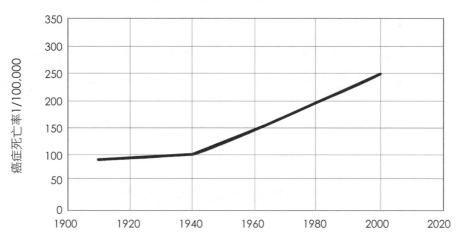

哈柏格與強納森（O. Hallberg and O. Johansson）（2002）。20 世紀的癌症趨勢（Cancer Trends During the 20th Century）。澳洲營養及環境醫學學院期刊，21（1），3-8。

就算到了今天仍有許多人相信適當的營養就是理想的巨量營養素比例，不同陣營各有各的支持者——推廣高蛋白、強調低脂、提倡高碳水化合物、著重於低碳水化合物等等。但可惜的是，由於重視巨量營養素大於微量營養素，轉移了人們的注意力，因而無法完整且有效的理解何為最佳的營養。許多人擔心他們的體重，但幾乎所有人——連那些仔細計算卡路里攝取量的人——都忽略掉了自己的健康。

我們現在知道飲食可以是「健康的」，換句話說就是搭配各式各樣可接受的巨量營養素來促進健康，例如說脂肪含量較多但碳水化合物含量較少的食物，或是碳水化合物較多但脂肪較少的食物。問題在於飲食中能增進健康的部分，並非完全是由脂肪或碳水化合物的多寡來決定。不管你脂肪的攝取量是佔飲食的 15% 還是 40%，這些所攝入的脂肪都可能富含也可能缺乏足夠的微量營養素；這一點非常重要，所以我重述一遍：脂肪與碳水化合物的比例並非是影響你健康的關鍵。許多人把脂肪看成是邪惡的成分，忽略了其中具保護作用的微量營養素，這點是錯誤的。若他們知道營養學家最近的新發現肯定會非常驚訝：當食物中含有脂肪的時候，蔬菜中最強效的微量營養素反而能更容易地被人體吸收；換句話說就是：脂肪本身並非是邪惡的。

這裡的重點在於，當我們的身體缺乏源於植物的微量營養素時，免疫系統就會變弱，讓我們更有可能罹患傳染病和癌症。我們現在的生活方式是吃更多加工食品與包裝好的簡便食物，並定期給孩子吃速食——我特別擔心在未來的二十到三十年後（或是更快），年輕女性罹患乳癌的機率就很有可能會大幅激增。

我希望透過大家一同努力，可以讓更多人知道各類蔬菜中含有能支撐免疫系統的強大微量營養素，而且這些營養素給予了我們與家人極佳的機會來保衛自己的健康。答案很簡單——我們只需要為自己的身體補充超強的燃料，也就是多吃富含微量營養素的食物就可以了。

綠色蔬菜：菜中之王

誠如我們所看到的，微量營養素就是那些不含熱量，對我們生存與長壽有著重要影響的營養成分。正因為它們不含熱量，也就不會提供我們熱量，於是在熱量方面則必須仰賴巨量營養素的功能。超級營養的關鍵就在於要獲得適量的微量營養素，但同時又不會攝取過多的熱量，而要獲得最佳分量的微量營養素來保護免疫系統，我們就必須吃非常多的蔬菜才行。幸運的是，蔬菜相對的熱量較少，就算吃很多蔬菜所攝入的卡路里也不會過量。

營養科學家一次又一次地證實吃較多植物類天然食物的人們較不容易生病，像是蔬菜、水果、豆類等。但是否所有的蔬菜都具有同等的保護力呢？若我們想要設計一份超級免疫力菜單，就得知道哪些食物的功效最強，然後就每天多吃這些食物，將其所含的保護成分吃進體內。

那麼哪些食物的功效最強呢？讓我們將各種常見食物中能支持免疫系統的微量營養素加總起來，比較看看各食物種類的差異。稍後在第五章時，我會給各位一份「前二十五名最強食物」的清單。

從這些營養分數中可以看出，提到打造免疫力，綠色蔬菜的微量營養素的得分大大勝出，難怪這些食物與預防心臟疾病和癌症最為密切相關。回顧超過 206 個流行病學的研究後，我們可以發現攝取原型綠色蔬菜是減少各種癌症，包括胃癌、胰臟癌、結直腸癌和乳癌[附10]，最一致且有效的方法。你一天吃多少的綠色蔬菜呢？

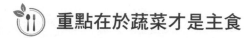 **重點在於蔬菜才是主食**

　　現今大部分健康保健相關的權威人士都同意我們應該要在飲食中加入更多的健康蔬菜與水果，但我卻不敢苟同。用這樣的方式思考我們的飲食無法充分解決問題，與其考慮在我們致病性的飲食法中增添具保護力的水果、蔬菜、豆類、種子與堅果，還不如將這些食物做為飲食中的主要成分。

傅爾曼醫生的總營養密度指數
（Aggregate Nutrient Density Index，簡稱 ANDI）評分

食物	分數	食物	分數	食物	分數
羽衣甘藍	1000	蘆筍	205	豆腐	82
水田芥	1000	番茄	186	豆類（所有種類）	71
寬葉羽衣甘藍	1000	草莓	182	種子（亞麻籽、葵	
瑞士甜菜	895	黑莓	171	花籽、芝麻、大麻	
青江菜	865	韭蔥	135	籽、奇亞籽）	68
菠菜	707	樹梅	133	青豆	63
芝麻菜	604	藍莓	132	櫻桃	55
蘿蔓生菜	10	美生菜	127	蘋果	53
抱子甘藍	490	石榴／石榴汁	119	花生醬	51
胡蘿蔔／胡蘿蔔汁	458	葡萄	119	玉米	45
高麗菜	434	哈密瓜	118	開心果	37
綠花椰菜	340	洋蔥	109	燕麥片	36
椰菜花	315	李子	106	鮭魚	34
紅椒	265	柳橙	98	牛奶（乳脂肪 1%）	31
蘑菇	238	黃瓜	87	蛋	31

香蕉	30	馬鈴薯	28	通心粉	16
核桃	30	腰果	27	低脂切達乳酪	11
全麥麵包	30	雞胸肉	24	橄欖油	10
杏仁	28	牛絞肉（瘦肉85%）	21	墨西哥玉米片	7
酪梨	28	白麵包	17	可樂	1

* 要計算出 ANDI 分數，就必須對相同熱量的上述每樣食物進行評估。評估標準包含以下幾種營養素：纖維、鈣、鐵、鎂、磷、鉀、鋅、銅、錳、硒、維生素 A、β- 胡蘿蔔素、α- 胡蘿蔔素、茄紅素、葉黃素和玉米黃素、維生素 E、維生素 C、硫胺、核黃素、菸鹼酸、泛酸、維生素 B_6、葉酸、維生素 B_{12}、膽鹼、維生素 K、植物固醇、硫代葡萄糖苷、血管新生抑制劑、有機硫化物、芳香環轉化酶抑制劑、抗解澱粉、白藜蘆醇與 ORAC 分數。ORAC（Oxygen Radical Absorbance Capacity 氧化自由基吸收能力）是一種測量抗氧化或自由基捕捉能力的指標。為了保持一致，營養素的數量單位從原本的傳統測量單位（毫克 mg、微克 mcg、國際單位 IU）轉換成膳食營養素建議攝取量（Dietary Reference Intake, DRI）的百分比。至於那些沒有 DRI 的營養素，分數則是根據現有的研究以及目前對這些成分其益處的了解來進行評分。

　　為了便於比較食物，我轉換了原始總分（乘以相同數字），讓最高分的食物（綠葉蔬菜如芥菜、羽衣甘藍和寬葉羽衣甘藍）獲得 1,000 分，然後根據這個數值來做計算，因此其他食物就會獲得較低的分數。

　　一旦我們理解了這一個重大的心態轉變，並且開始以水果、蔬菜、豆類、種子與堅果做為主要飲食，那我們才能開始將不屬於此類別的食物加進飲食當中。

　　在食物金字塔中，攝取量最多的食物要被放在最底層。然而傳統的美式飲食金字塔是大部分美國人最先接觸到的健康與營養知識，它卻沒

將富含營養素的食物放在最底下的基礎層，反而是將此一重要位置留給了麵包、穀片、米和義大利麵等食物。這也是為何有那麼多美國人搞不懂營養學，並受到肥胖症與其他可預防的疾病所困擾。難道你不覺得將最健康、微量營養素含量最多的食物放在食物金字塔的最底層是很有道理的嗎？難道我們不該吃多一點健康食物、少一點不健康的食物嗎？

傅爾曼醫生的食物金字塔

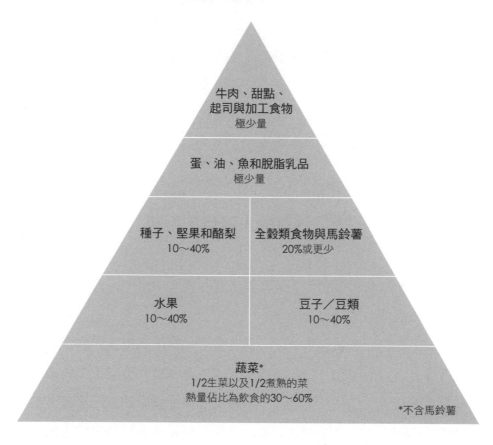

牛肉、甜點、
起司與加工食物
極少量

蛋、油、魚和脫脂乳品
極少量

種子、堅果和酪梨
10～40%

全穀類食物與馬鈴薯
20%或更少

水果
10～40%

豆子／豆類
10～40%

蔬菜*
1/2生菜以及1/2煮熟的菜
熱量佔比為飲食的30～60%

*不含馬鈴薯

我所設計的食物金字塔是為了要促進人口健康，若能廣泛受到採用，每年可以拯救數百萬人的性命，並結束我們成本高昂又悲慘的醫療照護危機。沒有其他的辦法，為了要有更健康的身體，我們一定要吃更多富含營養素的食物、少吃高熱量的食品。因此列在金字塔頂端的東西只能吃非常少量，包含那些最不營養的食物（如洋芋片、餅乾等加工食品），而在底層則是讓富含微量營養素的食物來打基礎。當美國的營養現況能按照上述金字塔的營養密度來重新調整時，我們就可以大幅延長自己的健康壽命。

簡單來說，這代表我們必須吃很多富含營養素的天然植物類食物：蔬菜、水果、豆類、堅果與種子，再搭配少吃動物製品並且更少吃（或是不吃）完全沒有營養素或對身體有害的食物，像糖、各類甜點、白麵粉、加工食品、精製油、速食等等。

神奇的人體免疫系統

是時候該換個角度思考一下我們所吃的東西，並開始相信身體驚人的治癒力及保護力了。

所有人都應該重新思考一下「病毒是引發嚴重病毒性疾病唯一的原因以及導致生病的主因」這一個概念。因為大多數的情況下，病毒的存在或接觸到病毒，往往並不是唯一引起疾病和併發症的原因，甚至根本不是主要的因素。當然接觸到病毒以及病毒在人體內繁殖是病毒感染的核心要素，然而，雖然沒有得到普遍的認同——病毒之所以能適應宿主

（人體）並且變得危險、開始繁殖，都是因為宿主本身營養不足而製造了一個容易致病的環境。在大多數的情況下，病毒若接觸到健康的、營養充足的人體，那它就會保持無害。在接觸病毒前，我們飲食品質的狀況直接影響了對病毒的易感性，使得自身無力抵抗所接觸到的病毒。這意味著營養不良不只是會讓我們更容易感染病毒，而且還會對疾病的嚴重性以及病程的長度有著極大的影響。

營養不良的情況是如此普遍，我們能依此斷定 98% 的美國人都面臨著嚴重疾病的風險。再加上過度濫用抗生素而提高了細菌的抗藥性，因而迎來了現代健康科學中一個耐抗生素疾病大爆發的新時代。在美國因罹患傳染病而死亡的比率在 1980 到 1922 年間上升了 58%，而此一數字依然在持續增加當中。根據 1988 到 1998 年間的世界衛生組織秘書長中島宏所說：「我們正站在傳染病成為全球危機的邊緣。」[附11]

傳統上來說，傳染病的致病原（或是原因）不論是細菌還是病毒，都會包括以下幾種要素。這些是決定你是否生病，以及若生病了會病得多嚴重的主因。

1. **病菌量**：換句話說就是體內存在多少病毒或是細菌？

2. **毒性的強度**：該微生物致病的強度有多大？

3. **宿主的免疫反應**：宿主的免疫系統是否有機會對此微生物（或類似的微生物）產生免疫記憶來推動快速且具潛在保護性的免疫反應？免疫系統能否在病毒大量複製前快速將其清除？

4. **宿主的營養及健康狀況**：宿主是否缺乏抵抗力？或是免疫系統能否火力全開抑制病毒，並最終將其制服，不讓病毒入侵正常細胞？

在大多數的情況下，我們沒有機會大幅修正這些危險因子，但透過勤洗手和其他適當的衛生保健措施，例如在洗手前別碰觸自己的臉等等，我們能減少一些接觸病毒的風險。然而，有一個得以改變整個局面的主要因素卻是在我們的控制範圍內，那就是維持完整充足的營養（comprehensive nutritional adequacy，簡稱 CNA）。完整充足的營養代表體內有各式各樣數量足夠的已知及未知的微量營養素，目前我們之中很少有人已經達到了 CNA，因為我們現在的飲食模式中有太多不含營養素的加工食品。對於大部分的人來說要達到 CNA，就必須改變飲食習慣，並且開始吃所有可以取得的、具免疫系統支撐力的營養素。

思考一下我所說的話吧：一個有著傳統飲食習慣的人因為接觸到病毒而罹患嚴重或甚至是危及生命的傳染病，但一個營養充足的人就算接觸到相同的病毒，可能甚至完全不會出現疾病症狀。讓我們在這邊稍微停一下來重新審視這其中的涵意，我們現有的科學證據清楚顯示營養不足會導致的危險，但卻有太多人還未意識到支撐與維持我們每日健康的營養因子有多麼重要，而我們可以一起改變這種情況。

我們常常聽到像是「病毒攻擊了他的心臟」或「她的癌症是由病毒引起的」這類說法，但我們卻鮮少思考或解決「是什麼引發了病毒的致命性」這個問題。我們不是等待受攻擊的俎上之肉，事實上，一個健康的身體面對病毒的攻擊能展現強大的抵抗力，而且也已經有證據顯示吃越多蔬果的兒童，受到病毒感染的機率也越低。

一項關於營養相對不良的越南孩童研究也證實了這點。該研究隨機挑選了一些幼兒（5 個月到 2 歲）並將其按照所在地分成兩組：營養介入實驗組與對照組。其中實驗組獲得更多蔬菜與其他富含微量營養素的

食物；而對照組則是維持傳統的米飯飲食。在接下來的觀察中，實驗組的孩童罹患呼吸道疾病的次數比對照組的孩子少了一半。[附12] 現在科學界普遍認為，傳染病的死亡及發病其中一項原因就是缺乏微量營養素，因此為了提升人體健康，我們需要吃更多富含微量營養素的食物。[附13]

病毒變異的危險

正如我們所看到的，營養狀況與免疫系統間的關係已經變成了過去五十多年來的熱門研究主題。在過去二十年，人們逐漸認知到免疫反應的複雜性以及免疫系統對營養成分的依賴程度。我們對於免疫系統以及調節免疫功能的營養因子也有了更大幅度的了解，知道宿主的營養狀況和對幾乎所有已知致病原的抵抗力之間具有明顯的正相關。[附14]

接下來我們將深入探討兩個主要重點：

1. 會遭受或阻擋病毒及細菌感染的關鍵在於宿主本身的健康狀況。
2. 宿主的營養不足會使得病毒突變成毒性更強或更危險的類型。

宿主強而有力的防禦機制是源於良好的營養，這個概念並非只是一種意見或是觀察而已，而是基於數百項科學研究的人類生理學事實。當人體缺乏營養時，病毒感染可能會導致嚴重、甚至是致命的疾病，但倘若營養充足的話，上述情況根本不會發生。[附15] 處於最佳狀態的免疫力能抵禦傳染病，即便真的受到感染，結果也很可能對身體毫無損害。

在討論營養與傳染病之間的相互關係時，傳統營養學家只會考慮到飲食對於宿主的影響。但多年來眾所皆知，營養不良會對人體防禦機制與免疫反應造成妨害，讓身體更容易受到包括病毒的微生物所攻擊。目前更新的證據顯示，宿主本身的營養狀態也能直接影響到病毒的基因組成，改變病毒的毒性。[附16] 換句話說就是良好的健康狀態可以直接與間接地提升對傳染病的抵抗力。

為了保護自己免於遭受流感或其他傳染病的潛在危害所影響，我們手上最有效的武器就是良好的營養，但這點得完全依靠我們的自制力！

研究顯示，若你體內幾乎沒有任何已知的維生素或礦物質，那你的防禦功能就會有負面影響。最值得注意的是，若飲食中缺少綠色與橘黃色蔬菜（富含類胡蘿蔔素），則會使得所染上的病毒性疾病變得更加嚴重。多種微量營養素包括葉黃素、茄紅素、葉酸、生物類黃酮、核黃素、鋅、硒等等都具有調節免疫系統的功能，[附17] 這部分我們之後會再多做介紹。但重點就在於：這些微量營養素的存在與否會加強或弱化免疫力，影響到我們對傳染病的易感性，以及受到感染之後的病程與結果。

多項研究調查包括對 HIV（human immunodeficiency virus 人類免疫缺乏病毒）的研究都已經證實，營養充足的免疫系統有能力防止病毒基因突變，讓病毒無法逃避宿主的防禦機制。[附18] 微量營養素缺乏在許多感染 HIV 的患者中是非常普遍的情況，大量的研究報告指出，由於缺乏微量營養素而對免疫反應造成的損傷也與愛滋病的加速發展有關係。

舉例來說，為數眾多的研究顯示，當宿主的營養狀況良好時，愛滋病毒的傳播便會大大減少（甚至是不可能傳播出去）。這就代表多吃富

含微量營養素的食物，讓身體營養充足，以個人來說，或許是我們所能做到對抗新興傳染病最為關鍵的一步。透過良好的營養狀況這個武器，我們能夠讓自己的身體控制體內病毒的複製力，並且讓病毒無法透過變異來逃避免疫系統的追捕。[附19] 病毒自我複製再加上複製的過程中所產生的變異，使得病毒得以躲過我們免疫系統的監控，然而，只有在宿主本身營養狀況不佳時，病毒才會在複製的過程中產生危險的結構性變異。

更近期的研究顯示在營養缺乏的宿主身上，流感病毒的毒性也會增強，讓病毒基因發生多重變化。也就是說，一般常見的流感在你身上可能會產生突變，對肺部和身體其他部位造成嚴重的損害。儘管多年來我們已經知道營養不良會影響宿主對傳染病的反應，但在最近我們才發現宿主本身的營養狀況也會影響到病原體（可引致疾病的微生物）的基因序列——這對於我們目前以及未來的研究來說都是十分重要的發現。

最近一項科學研究就是一個很好的例子，該研究調查因病毒性疾病而產生神經病變（神經系統受損）的病人目前的營養狀況。研究發現這些神經系統受到病毒攻擊而損傷的患者體內皆缺乏核黃素、維生素 E、硒、α- 和 β- 胡蘿蔔素、以及茄紅素。當研究員替病人補充了這些營養素後，病情便開始好轉，暗示特定病毒的致病性（也就是病原體產生傳染病的能力）是依據宿主本身的營養狀況而定。[附20]

數據顯示，植物營養飲食法是介入病毒性疾病如 HIV、單核白血球增多症、疱疹與流感的有效方法，因其能抑制病毒突變、減少致病性與病毒的毒性。

遺憾的是，大部分美國人所吃的主要食物都會削弱而非強化他們平

常對一般病毒感染的抵抗力。儘管科技的進步已經揭露了天然植物王國中數千種具保護性的微量營養素有多麼重要,現代許多人所吃的飲食還是含有大量的加工穀物、油、甜點與動物製品。例如在美國,飲食總卡路里只有低於 5% 是來自於新鮮水果、蔬菜、種子與堅果,但這些才是微量營養素含量最高的食物呀!

那些有著標準美式飲食習慣的人們吃進了過量的卡路里,但每 1 卡所攝取到的營養素卻非常低,處在於一個慢性營養不良的狀態。營養不良再加上體重過重是真正能威脅生命的現代社會流行病,也會造成醫療照護上的危機,錯失原本可預防疾病的時機而導致醫療悲劇。由於人們普遍吃的都是低營養素的加工食物,營養不良已經成為了一種常態。

1918 ～ 1919 的西班牙流感持續吸引著研究員與學者的目光。當我們透過全面調查感染與傳播的模式、死亡率、與各地區的特殊情況來看這場流感大爆發對社會的影響時,我們發現將一個國家特有的社會壓力與營養攝取習慣納入考量是十分重要的。例如伊朗是那場全球大流行中受創最嚴重的國家之一,死亡率比世界上大多數地區都要來得高出許多,研究顯示該國流感死亡率高的根本原因是饑荒、吸食鴉片、瘧疾、貧血,那些免疫力低的人所受到的傷害往往是最大的。[附21]

當時西歐的和目前一樣,飲食也是以肉類、麵包、馬鈴薯、豬油、奶油、起司為主,新鮮農產品的數量非常少。而且這波流感正好發生在第一次世界大戰期間,非常多年輕士兵受到了影響,因為軍中營房距離很近,再加上戰鬥與打仗的壓力以及營養不良的狀況,都造成了士兵免疫系統功能下降,也增加了他們的易感性,染病的患者中有 2% 是死於續發性感染:細菌性肺炎。

在過去，科學家主要專注在營養不良對人體本身的影響，從未思考過微生物入侵的問題。現在我們知道微生物會對營養不良的宿主帶來越來越多的危險，而通常這些人在接觸病毒前身體缺乏營養素的情況就已經十分嚴重了。若不明白人體需要維生素 C（新鮮綠葉蔬菜中所含的大量微量營養素）以及日照所產生的維生素 D（在冬天都因為日照不足而難以取得），病毒性流行病就會變得十分常見。

在人類歷史上，我們已經注意到饑荒與流行病之間的關聯性，但儘管新的科學點出了事實，指出了營養充足是預防疾病極為有效的方法，能夠防止心臟病、中風、失智症、癌症、以及嚴重的傳染病，我們卻還是維持著營養不良的飲食習慣，以致於發生一場又一場的醫療悲劇。

我們是時候該放棄雞肉與義大利麵的低脂飲食，或是起司漢堡跟可樂了。我們得停止吃薯條並且開始重新思考自己對於飲食與食物對健康的影響。超級營養與超級免疫力之間的連結給了我們一個機會去應用與分享這個觀念。科學研究也顯示十字花科蔬菜、原型蔬菜、豆類、水果、堅果與種子中所含有增強免疫力的化合物能提供人體許多保護。我們都擁有神奇的潛能可以利用超級免疫力過上一個長壽又健康的人生，流行病學研究、對照研究與臨床經驗都對此提出了大量證據，數量多到不可能忽視的程度，這並不是什麼替代醫學，而是進步的醫學，更確切地說是一帖良藥。

|第二章|

現代醫學的失敗

　　我和丈夫育有三個孩子，他們從出生開始就遵照傅爾曼醫生的營養指南長大，從來沒有任何一個孩子生過重病，也很少有發燒的情況（我 6 歲的孩子目前只發燒過三次，4 歲的孩子只發燒過一次，16 個月的孩子一次也沒有發燒過），若當他們真的發燒了，也只會持續一個下午，等到他們午睡起來或是早晨起床時燒就會退了。我們不使用退燒藥，也沒有帶他們去施打流感疫苗，我的孩子們全都沒有得過任何一次流感。當他們的朋友或堂、表兄弟姊妹生病了在他們周圍咳嗽，我的孩子也不會受到感染。其他小孩一生起病來好幾週都康復不了（我的侄子和姪女、外甥和外甥女都常常會連生好幾天或是好幾週的病），但這種情況完全都不會發生在我的孩子們身上。

——黛安娜・瑞奇

　　在中世界的歐洲由於衛生條件不好、農業產出速度跟不上人口增加速度，導致糧食供應不足，死亡率普遍非常高。再加上經常發生戰爭以及殘酷的統治者剝削人民而使得死亡率變得更高，對當時的平民百姓而

言生命是充滿壓力又常常十分短暫的。

　　然而從歷史上來看，全球還是有許多地區的飲食習慣相對健康、生活環境相對和平，因此人民得以活得較為長壽、健康。例如喜瑪拉雅山的罕薩族、安地斯山脈的祕魯原住民、以及日本南部的琉球族，他們的平均壽命都比現代人來得要長。

　　在幾世紀前，暴力與傳染病是人們無法安享天年的主因。傳染病在過去幾百年間大幅下降，絕大部分的原因是由於人們開始能取得乾淨的水資源，以及上個世紀沖水馬桶的發明能將排泄物清除乾淨的關係。同時也因為城市裡人們衛生習慣進步、全球對現代衛生也有了統一的標準，因此才會使得大部分的傳染病發生率大幅下降。[附22] 由此可見因傳染病減少而使得現代人的壽命整體項上提升，其主要是由於鋪設了水管的關係（而非醫學上的進步！）。

　　然而，目前還不清楚成年人是否真的比起幾個世紀前來得更為長壽。當然成人的平均壽命是延長了沒錯，但主要是因為現在很少有嬰幼兒死於傳染病，而且女性難產而死的情況也大量減少；話雖如此，成年男性（也就是和生產無關）的壽命卻也沒有大幅增加。由於忽略營養和飲食過量，導致罹患慢性病人數增加超過了因傳染病而死亡的人數，成年男性反而會將所增加的壽命給倒扣回來。再加上加工食品、速食、商業上大量生產的動物製品成為我們的常態飲食，心臟病、中風、癌症患者增多，也填補了傳染病減少後所造成的空缺。

　　事實上，為了反駁「現代人比古人更長壽」這個說法，我們可以看到有超過 150 名十四世紀文藝復興時代的藝術家都活到很高的年歲，他們的平均壽命比起現代美國男性的平均壽命要來得高出許多。[附23] 在現

代，我們會將健康狀態變好以及死亡率下降大力歸功於醫藥的進步；但事實卻是：醫療照護對人類整體的健康品質或甚至是全球現代社會中的平均壽命都沒有太大的影響。

老實說，獲得醫療照護與花在健康照護上面的資源反而是會使壽命減少而非增加的。[附24] 緊急醫療照護當然有其價值，但現代社會的緊急事件像是受傷、意外或是傳染病已經不再是死亡的主因。心臟病、中風與癌症才是現代人的三大致死因素。

用藥物來治療年復一年錯誤的營養選擇，導致晚年發病，永遠不會是一個有效的解決方法。

醫生為現代疾病所做的治療對延長人類壽命並沒有什麼效果，在大部分的情況下可以說是毫無作用。為什麼這樣說呢？因為醫生所給的藥物鼓勵病人持續採用危險的生活方式以及自我毀滅的飲食選擇；醫生掩飾了疾病的症狀，發給病人繼續以不良習慣過活的「許可證」。由於症狀並非實際的病因（或損傷），只是疾病在體內發展的一個信號而已，治療症狀並無法阻止疾病發展，反而很可能會使其不斷惡化。所謂藥物治療的這個「解決方法」，就像汽車技師剪斷了機油燈的訊號線來「修理」儀表板上機油燈閃個不停的情況是一樣的。如果現在沒有了能抑制症狀的藥物，醫生與權威顧問就會堅持要病人用更有效的方式調整生活，而患者與一般社會大眾也比較可能會願意採納並付諸實踐。

在考慮任何醫療或是藥物介入的風險時，我們也必須思考調整生活習慣的好處，例如少鹽、多動、飲食調整、減重——這些方法皆著重於治本而非只是治標，並且沒有額外的副作用。

蜜糖般的毒藥

約翰‧艾布拉姆森醫師（John Abramson）是哈佛大學的臨床教授，著有《過度醫療的美國》（*Overdoesd America*，暫譯）一書，他在書中解釋，我們在審視任何醫療介入時，都必須考量到背景脈絡，因為醫生所獲取到的醫療介入資訊都嚴重偏向介入與治療的層面。但由於很多研究的贊助單位其實都是藥廠，所以會從藥廠的角度來解讀研究成果，或起碼會受到資金贊助單位的影響，因此刊登在那些最著名的醫學期刊上面的內容已經不再是小心求證過的科學，而根本是藥品廣告。藥廠的商業價值可以決定要提供並教授給醫生什麼樣的資訊，而這麼做的最終目的就是要提高公司的利潤。

現代醫學產業已經演變為製藥產業藥品分銷的一環，而不再是以提升人類健康為主要考量的專業了。若是一個真正著重於最大程度改善病人福祉的健康照護系統，則會將重心放在除去妨礙健康的障礙物上面，並推廣健康的習慣（例如戒菸、運動、改善飲食），也會教導人們如何保護自己免於接觸到化學毒素和其他已知的致病因子。然而處方藥全部都含有毒性與危險性，竟然卻成為了所有由飲食所引起的健康問題的主要治療方式。

讓我來打個比方，想想幾種最普遍的降低糖尿病血壓或血糖的處方藥所帶來的影響：最近一項針對超過 9 萬名第二型糖尿病患者所進行的研究，比較了二甲雙胍或硫醯基尿素類這兩種最常用於治療糖尿病患者的藥物對患者的心血管有什麼影響。與先前的幾項研究結果相似，研究員發現使用硫醯基尿素類藥物治療的患者死亡率會上升，平均死亡率會

變為 40%，而鬱血性心臟衰竭的風險也提高了大約 25%。[附25]

　　簡單來說，用藥物來降低血糖並不會治好第二型糖尿病，這是一種缺乏運動又吃了過多高熱量、低營養食物的疾病。多餘的體脂會使胰島素功能異常，並迫使胰臟分泌大量胰島素，久而久之，胰臟負荷過重最終「喪失功能」。用藥物來強迫已經過勞且衰弱的胰臟更努力地工作，只會讓生產胰島素的細胞死得更快。若你仍舊維持同樣的致病飲食法，你只可能會變得更胖、發展出更多心血管疾病，最後就必須靠施打胰島素來過活了。

　　吃藥已經成了眾所接受的糖尿病治療方式，即使藥物常常會提升食慾而讓體重增加使得病情惡化；不但如此，這些藥物還會大幅增加身體多個部位的癌症發病率。[附26] 藥物不但有這些副作用，也沒有證據顯示用藥物控制血糖能降低死亡風險，事實上，風險不減反增。控制糖尿病患者心血管疾病風險的行動進行了一項研究，來看看是否用藥物將血糖降低到接近正常值就能減少病人罹患心血管疾病的風險。然而這項研究最後不得不中止，因為研究員發現吃越多控制血糖的藥物，患者因各類病因包括心血管疾病而死的風險反倒越來越高。[附27] 若你不治本——也就是改掉致病性的飲食——而只是一味地使用藥物幫忙，最後也將會徒勞無功的。

　　與社會大眾的觀點相反，試圖用藥物來降血壓也有類似的負面效果。例如被用來治療高血壓與心臟衰竭的血管張力素受體阻斷劑（angiotensin receptor blockers，簡稱 ARBs），其實是降血壓藥中較為安全的藥物類別，其功能是阻斷一種能透過調節血管張力、水分與鹽分來控制血壓的激素系統。但是血管張力素這種激素是會影響到細胞存活

與血管新生（生成新的血管）的，而這兩點都正好是腫瘤生長的重要因子。所以問題出在於，這些藥物可能會促進血管新生，也為腫瘤與癌症發展騰出了空間。

為了確定服用 ARBs 是否會影響罹癌風險，科學家收集了多項數項研究並進行了綜合分析，他們得出的結論是：服用 ARBs 會大幅增加病患新罹患任一癌症的風險（8%），同時也會使得罹患肺癌的風險大幅上升（25%）。[附28] 這項研究也揭露出服用 ARB 的受試者比起另一項研究中只服用安慰劑的病人，其心因性猝死、心臟病發死亡、與中風死亡率都較高，而這份數據目前 FDA 仍在審查當中。[附29]

讓我們再來看看另一種血壓藥：β 受體阻斷劑。在有 23 個國家參加的大型 POISE（Perioperative Ischemic Evaluation 手術全期缺血評估）試驗當中，所有參與的 8,351 位病人都被隨機分配服用美托洛爾（一種常見的 β 受體阻斷劑）或是安慰劑。三十天後，服用 β 受體阻斷劑的組別死亡率較高，比例是 3.1% 比 2.3%，而且服藥組的中風率幾乎是另一組的 2 倍[附30]，除此之外，其他的分析也沒有發現美托洛爾對任何一個子群體有任何益處。由此可見，人為降血壓的方式很明顯是有風險的，藥物對人體而言可說是弊大於利。

事實上，對於身體健康、僅有輕微高血壓的人來說，沒有數據能表明這些藥物可以預防心臟病。最近一篇刊登在 2007 年的《美國心臟病學學會雜誌》上的文獻回顧就證明了[附31]：儘管過去三十年來，醫生們都是使用 β 受體阻斷劑來治療高血壓，這篇高水準報告的作者們卻指出，沒有任何研究顯示服用 β 受體阻斷劑能降低高血壓病患的死亡率，即使是和服用安慰劑的患者相比也是一樣。一項由備受推崇的「考科藍系統

性文獻回顧資料庫」所主導的文獻回顧研究，也獲得了幾乎相同的結果：開立用來降血壓的 β 受體阻斷劑處方並無法延長病人的壽命。[附32]

從研究報告中可見，隨意使用藥物來減少有毒飲食習慣所導致的影響會出現各種特定風險。降血壓的藥物會造成疲倦、頭暈、失去平衡感，使老年人摔倒，導致髖部骨折；同時這些藥物也能（在降低收縮壓時）大幅降低舒張壓，因而增加心律不整的機率，甚至可能會造成病人死亡。[附33] 有證據顯示服用血壓藥使得舒張壓過低也會導致心房顫動以及其他嚴重的心律不整問題。[附34]

對於老年人來說，中度的高血壓並非增加死亡率的危險因子，反而低血壓才是：老年人的超額死亡與血壓值低於 140／70 有關，而這種情況在藥物將舒張壓降得過低時，尤其容易發生。[附35]

第一個較高的數字是收縮壓，代表的是血液由心室打出後衝擊血管壁所形成的壓力；第二個較低的數字則是舒張壓，指的是心臟舒張充血時，所測得血管壁所承受的壓力。當血管由於疾病與老化而變硬時收縮壓就會上升，因為血管在收縮時無法像之前一樣擴張開來；而舒張壓會下降則是由於血管壁向內回縮的彈性低於以往的關係。

由於冠狀動脈充血的時候是落在心臟的舒張期，罹患冠狀動脈疾病（coronary artery disease，簡稱 CAD）的病人在舒張壓低於一定數值時，發生冠狀動脈缺血的風險便會增加（由於缺乏血流與氧氣），這是因為當舒張壓太低時，就無法有足夠的血液在舒張期回流至心臟。一項針對來自 14 個國家、22,000 名病人所進行的國際研究發現：那些服用藥物導致舒張壓低於 84 的病人，心臟病發的數量明顯上升；那些舒張壓低於 60 的病人，發生心臟病發的次數比舒張壓高於 80 的病患多上了

3 倍！由此可見，我們常常得去看看美國以外的研究報告，才能獲得平衡的報導資訊。

我們對於各類感冒藥、抗生素、止痛藥、疫苗接種、或是血壓或糖尿病藥物的錯誤認知就是——這些都是能大幅延長生命的救命仙丹。但我們會混淆也是情有可原：一般來說，研究藥物的目的就是要掩蓋住潛在的副作用，因此長期服用藥物的負面結果往往都是隱蔽或鮮為人知的，而同時使用多種藥物的副作用與風險也就更大。這一個重大的健康問題所造成的危害是十分深遠的，但卻少有人去調查研究，也無法事先預測。近年來出現了越來越多因為藥物影響而進急診與住院的病患，下面清單所列的部分數據可供大家思考[附36]：

藥物種類	進急診室人數	住院人數
抗生素	95,000	131,300
麻醉劑	44,300	121,200
抗凝血劑	29,200	218,800
類固醇	13,300	283,700

我們的身體有著很強的韌性與自我修復能力，但藥物無法帶我們跳脫生物學規律下的因果關係。當我們用有毒、具致病性的飲食習慣傷害了自己時，就一定會生病。

藥物無法治癒因生活中營養攝取不當所導致的細胞缺損。

重點在於我們必須要為自己的健康負責，並且要能夠機警地避開會

造成疾病的根本原因。我們必須攝取具有科學支持的優質營養，並且消除腦中「醫生和藥廠是救世主」的想法，如此一來我們才能夠活得更長並且更有生產力。

 ## 疫苗的優缺點

所有的醫療介入都有險益比，每個人都得衡量自己應得的益處與潛在的風險。一般來說，大家對長期服藥的風險都不太清楚，可是儘管如此，大部分的時候也沒有人對此議題進行充分的調查。而藥廠以及在醫學界與政府間具有影響力的權威人士卻總是誇大服藥應得的益處。

流感疫苗同樣有益處也有風險。研究人員以及醫生針對此議題進行了研究，試圖確認流感疫苗利大於弊，但卻沒有任何一名研究此議題的科學工作者會得出疫苗接種毫無風險的結論。因此若我們想好好思考接種流感疫苗是否是明智且合理的決定，我們就必須得看看流感疫苗的成效如何，然後以此來衡量已知以及其他潛在未知的風險。當我們審視這些資訊時，要記得流感的危險性在生病與營養不良的人身上是最高的，健康的人不需要太過擔心一般常見的流感。

流感解密

據我們所知，在美國每年會有約 10% 的居民得到流感，大約有 10 萬人會住院，而最常被引用的數據就是每年有 36,000 名美國人死於流感併發症。但這些都是在目前受到質疑的舊統計資料，近期一項政府研

究報告提供了從 2007 年往回算三十年間，發生在美國的流感相關死亡案例數。美國疾病管制與預防中心（CDC）預估在 1976 ～ 1977 年的流感季到 2006 ～ 2007 的流感季中間，與流感相關的死亡人數最低大約是每年 3,000 人，最高則是大約每年 49,000 人，因此更精確地說每年平均是 25,000 人。[附37] 得到流感後最嚴重的致命併發症就是細菌性肺炎，大部分是發生在老年人或免疫力差的病人身上。流感的症狀包括：

- 高燒
- 頭痛
- 極度疲倦
- 肌肉痠痛
- 咳嗽、喉嚨痛、鼻塞（常見但並非一定）
- 腸胃的症狀像是噁心、嘔吐與腹瀉（在孩童身上更為常見）

在這些症狀中，主要是由嚴重頭痛與肌肉痠痛來分辨流感與其他病毒性疾病（例如感冒）。

一個人在感染上標準流感之後，大約在一週內都還是具有傳染力的，但好消息是，若你平常身體很好、飲食習慣也很健康、所攝取的熱量中有很大的比例來自於水果、蔬菜、種子與堅果的話，你就不必過度驚慌。流感對健康的人來說並非一個嚴重的疾病，就算是那些毒性更強、更危險的流感病毒種類如禽流感，也幾乎無法傷害到真正擁有健康免疫系統的人。

40% 的美國人死於心臟病或是中風，但是幾乎所有的死亡都是能夠以優質營養來達到預防效果的。全美大約有 35% 的人死於癌症，一

樣，絕大部分罹癌死亡的病人都是因為營養不良。確實本書的前提是今天癌症普遍盛行的主因並非基因遺傳所致，大部分罹癌都是由於免疫系統營養匱乏的關係。當我們所攝取的飲食中缺乏營養素，疾病就會一個個產生；但若是營養狀況良好，我們的身體就能轉變為神奇的、能抗病的生物體，就算是流感也無法對我們產生危害。

▌流感疫苗好處之迷思

　　問題不在於流感是否對人體有害，或是否會在極少數的情況下導致患者死亡，我們都知道答案是肯定的；問題是在於疫苗能降低多少的患病率與死亡率。流感疫苗常常被認為是減少傳染病患病率與死亡率的一種方式，CDC 現在建議全國人民只要年齡大於 6 個月就應該施打流感疫苗，但疫苗的效用到底如何呢？

　　目前 CDC 的建議中首次包含了從未接觸過流感併發症高風險人群的健康成人。而替健康成人施打疫苗的建議則是基於下述幾項假設：

- 疫苗將減少流感病患的數量。
- 疫苗將減低流感併發症的產生。
- 疫苗將降低流感病毒的傳播。
- 疫苗能安全地實現上述目標。

　　超過 200 種不同的病毒會導致流感或是類似流感的疾病，症狀都包含了發燒、咳嗽、頭痛、肌肉痠痛以及流鼻涕。即便是在最順利的情況下，也就是成功預測出最盛行的 A 型與 B 型流感的病毒株，並將其納

入下一季流感疫苗設計的那幾年，這些疫苗針對能導致流感的流行病毒其吻合度也只有 10% 不到。在現實狀況下，被選為疫苗的病毒株很難與下一季流行的病毒株 100% 相符合，可能只會涵蓋到其中一小部分。所以流感疫苗在預防流感上面所能達到多少功效呢？

另一個問題是疫苗能否預防流感併發症？畢竟併發症在無慢性病的成人身上非常罕見。我們要回答這個問題，最佳的作法就是去看之前提到過備受推崇的「考科藍系統性文獻回顧資料庫」中目前針對此議題所做的調查分析報告，而考科藍組織對於疫苗是否有效這一點只找到了微弱的證據。[附38]

研究員檢視了截至 2010 年 6 月醫療資料庫中所有關於流感疫苗的隨機對照試驗，同時也參考了提供有關疫苗安全性數據的非隨機試驗，主要的研究結果是想知道得到流感的人數與流感症狀的嚴重程度。研究人員還追蹤了流感併發症的發生率與損失的工作天數，最後則是評估了流感疫苗產生藥物不良反應的風險。此項文獻回顧包含了 55 項研究與超過 7 萬名的受試者，考量到美國衛生部門對流感疫苗的推廣力度之大，研究結果反倒令人十分吃驚：這項獨立數據分析發現疫苗接種無法有效減少流感住院患者的人數或是損失的工作天數，除此之外，所有種類的流感疫苗都沒有辦法大幅降低健康成人產生流感併發症的風險。

這些研究人員還回顧了因接種流感疫苗而產生嚴重藥物不良反應的風險。文獻回顧中發現施打疫苗可能會在每接種的 100 萬人中額外多增加 1.6 個格林巴利症候群案例。格林巴利症候群是一種神經功能失調的病變，一開始病人會喪失感官功能然後進展到肌肉無力與癱瘓，甚至導致呼吸困難。

總體而言，文獻回顧研究證實全民疫苗接種的成果令人失望，因而批評 CDC 對健康成人施打疫苗的建議。

考科藍文獻回顧研究明確地指出其所回顧的試驗中，有半數的贊助者都是疫苗製造公司；他們同時也觀察到這些案例的實驗結果都令人存疑，因為這類試驗只納入了病毒株吻合的理想情況，並且也只是有限地追蹤疫苗對人體損害的程度。考科藍的研究員發現在這類疫苗廠商所資助的研究計畫中有大量操縱結論的情形，但就算在這些偏頗的、疫苗與流行病毒完全吻合的研究裡頭，我們也能發現疫苗在對抗流感上面依舊無法提供人體全然的保護。疫苗無法大量減少因流感而損失的工作天數，也無法預防流感併發症的產生。

考科藍文獻回顧研究也深入探討了疫苗對於孩童抵抗流感的效力。在回顧了 51 份關於孩童流感疫苗之效用與安全性的研究數據後，考科藍的研究人員對於美國政府全民疫苗接種的政策感到十分吃驚，因為他們發現疫苗在 2 歲以下兒童身上的效果與安慰劑差不多。他們同時也發覺想在現有的研究當中分析疫苗的安全性根本是不可能的，因為這些實驗都缺乏數據紀錄。更令人擔憂的是他們所下的總結，研究員認為由於研究報告中存有大量偏頗的證據，導致這些實驗的安全性結論都是不可信的。考科藍研究報告的作者再次批評 CDC 的決定，說道：「若兒童疫苗接種建議屬於公共衛生政策的一環，那就迫切需要進行大規模調查來查核重要的研究報告結果，並針對不同的疫苗種類做直接的比較。」[附39]

即便是在傳染病死亡風險較高的老年人當中，流感疫苗的研究也沒有發現明顯的益處。一項對於 65 歲以上成年人接種流感疫苗的文獻回顧中發現疫苗的效果值得存疑。[附40] 雖然疫苗似乎能減輕流感症狀，但

所收集到的研究品質之差，無法得出任何強而有力的結論，來證明疫苗對於預防流感併發症有效，即使是在高危險群中也沒有什麼效果。

儘管效益低落，政府及醫療部門仍舊大力推廣流感疫苗的這項事實，充滿了官商勾結與利益衝突的腐臭味，因此增加了人們對整體醫療／製藥／政府各衛生部門與機構的不信任感。這整個情況反應了今天健康照護最基本的問題：政府單位對人民的醫療決策很大程度受到提供政治獻金的商業利益團體、強大的遊說者、以及獲得產業資助的專家所左右。

考科藍系統性文獻回顧資料庫裡的科學家，相當尖銳地批評美國公共衛生部門大力推廣疫苗接種所做的努力：「CDC研究報告的作者顯然在下結論時不會管手上證據的品質，只要是支持他們理論的任何證據都可以拿來引用。」因為幾乎全部15名CDC疫苗接種諮詢委員會的成員都與疫苗製造產業有著財務上的連結！難怪CDC要授權給他們，讓他們可以不用遵守禁止利益衝突的法條。他們的專業經驗能夠對發展免疫知識有所貢獻——至少這是CDC辯解說為何要提供他們豁免權的理由。[附41]

 流感疫苗的已知風險

若你閱讀製造商所提供的流感疫苗資訊，你會發現每一劑疫苗都含有一些甲醛和25微克的硫柳汞（含有水銀的化合物），後者為一種防腐劑。光是注入這一點點水銀，年復一年也會增加一個人在晚年神經中

毒的風險，但這個風險的實際程度卻難以評估。

我們知道年紀越大，累積的風險就會越高，而年輕、還在發育的身體也更容易受到有毒物質的破壞性影響。美國兒科學會與聯邦政府的美國公共衛生服務軍官團發表了一項共同聲明，呼籲要從所有疫苗中去除水銀的成分。長期接觸低劑量的水銀可能會造成輕微的神經系統異常，並在晚年時顯露出嚴重後果。想想看所有兒童已經接種過的疫苗，再加上每年所注射的流感疫苗，這件事值得我們提出嚴重質疑──確實，科學文獻已經提出了這些問題。

如果我們要建議每個人從嬰兒時期開始每年都接種流感疫苗的話，就應該要更仔細地審視此項措施的長期影響。專家還未評估過流感疫苗本身致癌的可能性，也還未進行需要為期多年的動物生殖研究──也就是還沒有針對疫苗所引發的先天性疾病、孩童發展問題、或甚至是致癌風險上進行過動物試驗。

廠商宣稱已知的疫苗藥物不良反應，包括關節痛、淋巴結腫大、搔癢、血管炎以及其他對毒性所產生的反應。過敏反應像是蕁麻疹與全身過敏性反應；神經系統疾病如神經炎、腦炎、視神經炎、除了前述所提到的格林巴利症候群，脫髓鞘性神經病變（例如多發性硬化症）都與接種完流感疫苗相關。將來可能還會有更多連結點出現：在充滿藥物的日常生活中，時間一久，通常會發現更多副作用。最近流感疫苗被認為是過敏性紫斑症的誘發因素，這是一種罕見的、會導致腎衰竭的嚴重疾病。[附42]

每個人都必須替自己和孩子判斷險益比，因為一般的病毒性疾病像是流感，也可能導致嚴重併發症甚至死亡。然而現今疫苗的效果有限，

疫苗的益處即便是在高風險的族群中也是微乎其微。

醫學界承認某些群體受流感危害與因流感死亡的風險較高，免疫系統低弱的人們在得到任何傳染病時風險都較大，這些群體包括：

- 超過 75 歲的長者、老人
- 有慢性病的人，例如糖尿病、器官移植，或愛滋病患者
- 類固醇依賴的病人，或因自體免疫性疾病而服用免疫抑制劑的患者
- 嚴重免疫抑制的病人（如愛滋病或癌症患者）
- 2 歲以下沒有喝母乳的嬰幼兒
- 吸菸者或是以垃圾食物、其他高熱量低營養速食、以及包裝食品為主食的人

在這些群體當中，疫苗可能會減少一小部分病毒株的毒性。但免疫力正常的健康孩童或成人卻根本不用擔心得到流感，特別是那些實行健康飲食所以體內有充足營養（包括維生素 D）的人，更不用擔憂。

我給孩子吃的東西，都是為了保護他們免於受到各種疾病侵害；若他們得到了流感，就以自己健康的免疫系統來對抗病毒。我的四個孩子現在是 10 歲到 24 歲之間，到目前為止，他們若是生了病幾乎幾天內就會痊癒，也沒有得過中耳炎或需要打抗生素的情況，在我記憶中甚至從來沒有得過流感，這或許要歸功於他們營養狀況良好的關係。

我們都應該對流感有著適度的恐懼，或許這種恐懼能鼓勵我們採取行動，開始攝取大量富含營養素的健康食物。這是目前美國人沒有做到的，但若我們能開始吃健康食物，說不定真的可以拯救數百萬人的性

命。因為保護我們免於得到流感的這種健康飲食，也能保護我們不會得到癌症、心臟病、糖尿病、肥胖症、氣喘、以及其他各種疾病。

 ## 其他流感相關的議題

正如上述所見，流感疫苗是最近很熱門的話題，確實需要討論。但也有許多其他與流感相關的議題需要思考。

▋流感的用藥選擇增加

當你得到流感時，很多醫生會開藥給你，說會幫助你更快好起來。三種抗病毒藥物：金剛胺（品牌名：Symmetrel、金剛乙胺Flumadine），以及美國的流感用藥奧司他韋（克流感）。這些藥物只有部分療效，而且如果沒有在症狀開始的頭兩天服用就會根本沒有效果。處方藥具有嚴重的潛在風險，除了較為一般的副作用如噁心、嘔吐、頭暈、失眠等，也曾出現罕見的嚴重藥物不良反應，包括憂鬱症、自殺、以及稱為抗精神藥物惡性症候群的潛在致命反應，包括高燒、肌肉僵直、心理狀態改變。

一般服用這些藥物的險益比非常低，特別是當難以分辨得到的是流感或是其他病毒感染的時候尤其如此，畢竟所開立的藥物可能不一定適用。然而大部分此類藥物處方都是在沒有明確證明病人得到流感病毒的情況下開出的[2]，確診流感需要時間，但等到病人去看醫生想要獲得精

---

2 台灣的克流感藥物必須經由醫師檢測、確診之後才能取得處方。

確篩檢時，這些藥物的有效期卻已經過了。每年醫生開出數十萬劑的克流感處方，但在超過 90% 的情況下，病人服用這些藥物時，藥物可能會產生效果的時期卻早就過了！除了增加藥物引起副作用的風險外，任何一點潛在的好處都沒有。

由於險益比非常低，因此很少有人會想在一般情況下推薦病人使用這類藥物。然而，由於長照機構或醫院的高風險人群彼此接觸密切，這些藥物在爆發群聚感染時十分適用，因此能提早找出流感確診的案例。

▎良好衛生習慣能提供保護力

幾乎每年流感季都會讓人感到特別的焦慮跟害怕，尤其是有小孩的父母親。在媒體瘋狂的報導與擔憂氛圍中，我們不該迷失方向而倉促決定使用藥物，因其結果可能弊大於利。

要知道重點在於大部分的人都可以、也應該要採取一些步驟來減少得到如流感等傳染病的機會。病毒的傳播途徑主要是由手到臉，但吸入病人咳嗽或打噴嚏時以飛沫散播出的病毒也會得到流感。流感病人在症狀產生的前一天就可能具有傳染力，而在症狀產生後 7 到 10 天內都還是有可能會傳染給別人。

這裡有幾個步驟能幫助你將得到流感的機率減至最低：

在你找到機會將手洗乾淨前，請避免在公共場合或離開公共場合後立刻碰觸臉部，因為流感和其他病毒透過物體表面傳播的機率大於打噴嚏或咳嗽時的飛沫傳播。許多最令人擔憂的病毒都能透過公共場合中的物體表面或人與人之間的彼此碰觸來傳播，例如握手、碰門把、拿油槍、共用一支筆等。若你在外面上完公共廁所、洗好手後，要用衛生紙

來關水並開門離開以保持手部清潔。

將學齡前兒童留在家中。托兒所裡有非常多其他流著鼻涕的孩子，是病毒的溫床；所以除非必要，否則不要將孩子送去外頭的托兒所。你最不該將生病的孩子帶去的地方就是急診室或是醫生的診間，因為那些地方一定會提高你們得到傳染病的機率。

若你得到了流感，那就乖乖待在家。一整天小口小口地補充水分，而不要一次一大口地灌水。盡量吃越少越好，若你很餓，就吃一些輕食，像多汁的水果和沙拉。一旦你生病了，很重要的一點就是不要讓你的身體因為要消化大餐而過度操勞。因感染而引起的厭食症反應（失去胃口）是身體啟動強力免疫機制的一種方式。

▌知道何時該去找醫生

若是典型的流感或病毒症狀，像是流鼻涕、感冒、肌肉痠痛等，我並不建議看醫生或尋求醫療幫助，因為用藥物治療這些症狀並沒有明顯的好處。但肺炎可能引起併發症並導致嚴重疾病甚至是死亡，因此要是得到嚴重流感就一定要去看病，主要是因為你可能必須住院。不過與其一開始就去看病，不如觀察看看是否整體病情突然出現惡化，特別是呼吸困難的情況。出現以下症狀則代表必須要進行醫療諮詢：

- 呼吸急促
- 呼吸時會發出咕嚕聲或喘息聲
- 呼吸困難（孩童的肋骨肌肉會收縮）

- 腹痛（孩童較常見）
- 行為或心理狀態改變，例如定向感障礙或是喪失警覺性
- 持續腹瀉或嘔吐（孩童較常見），特別是出現脫水狀況
- 高燒超過攝氏 39 度並持續 3 天

選擇攝取營養而非服用藥物

還記得我曾提到過在醫學院修第一堂藥理學時，教授告訴我們所有藥物都是有毒性的嗎？他說的話仍舊是事實，我們當醫生的必須教導病人如何避免這些毒素。服用藥物並無法打造健康的身體，就算是天然的藥草產品的也是因其含有毒性成分才有藥理作用的，而非因為它含有營養。當你決定要活得健康時，就得限制自己接觸各種會傷害你長期健康的療法與藥品。

重點是你要知道自己會在六十年後為今天所做的選擇受到懲罰或是得到保護。健康是很複雜的，各種致癌的環境因子很多都還是未知數。然而，近年來我們對癌症的致病因素和營養良好的免疫系統對疾病的抵抗力有了更多的了解，靠著我們現今所掌握到的知識，比起前人，我們能在提升自然免疫力這一塊做得更好，也有很大的潛力能延長我們的健康壽命。根據我過去幾十年來所做的研究與觀察病人的結果，我認為大部分的人都應該要能將壽命延長到超過 95 歲以上（並且身體還很好）。然而，若我們加強醫學治療，將更多金錢投入在醫療照護與藥物上面的話，就不可能贏得這場與癌症和其他致命疾病的戰爭。

我們要獲得實質的益處，就必須實行能保護自己的生活方式與飲食習慣、做出改變來提升自己的健康並降低得到嚴重疾病的風險；也唯有認真努力，才能帶來真實且積極的變化。生活中的任何事情都是如此，當我們為了獲得超級免疫力而吃健康的食物，其實就能保護自己免於疾病以及藥物的有害影響。良好的健康是金錢所買不到的，你必須透過努力實踐才能擁有它。

|第三章|

超級食物能打造超級免疫力

　　2003 年 5 月，我被診斷為第四期非何杰金氏淋巴瘤。斯隆凱特琳癌症中心的醫生和我討論了治療這種「慢性」致命疾病的幾種可行方法，那時有一個選項叫做「再觀察看看」，因為我還沒有立即死亡的危險。但在治療的途中，醫生建議我說應該要採取更積極的療法，例如化療來「控制住」疾病。在最初那段驚慌失措的日子，我的姊姊直接帶我去找了傅爾曼醫生，我相信就是過去幾年從傅爾曼醫生那裡所學到的知識救了我自己一命。

　　傅爾曼醫生首先就向我解釋，我得到的這種癌症有關的毒素是如何滯留在人體脂肪組織當中。他教導我減肥的重要性，體重過重的話許多毒素都可能會造成細胞功能異常。此外，他也教我判別哪些食物該避免、哪些該吃才能獲得最佳營養、哪些食物最能幫助我的身體抵抗疾病以及如何增強抵抗力。當我第一次喝到「綜合蔬果昔」時，我完全失去胃口，但現在我卻愛上了高營養含量的膳食。除了開出這些新菜單給我之外，傅爾曼醫生也建議我吃一些特定的營養補充品，因其能最有效地補足我該攝取到的營養。

我在開始健康飲食的前三個月瘦了 18 公斤，膽固醇指數從 238 降到了 164，其他驗血報告結果都十分良好，維持得也很不錯。經過數次與腫瘤科醫師的會診，我原發於腹股溝的腫瘤似乎並沒有擴散到其他部位；在和醫生討論是否要採取化療的兩年半後，我的腫瘤就消失了，也沒有再復發過。事實上，此後我身上再也沒有發現到任何的疾病跡象，而我也希望這一現象得以持續維持。

我覺得自己目前的精力從未如此旺盛過，精神狀況甚至比年輕的時候還要好。做為一名 63 歲的女性，我是一塊活招牌，能展現傅爾曼醫生對抗疾病並達到最佳健康狀態的方法是有效的。我仍舊會固定回診，而腫瘤科醫生對我的情況也十分滿意，定期的身體檢查顯示了我體內的化學成分正常，沒有發現任何腫瘤。我認為自己是一名盡情享受生活的健康女性，雖然我不希望任何人生病受傷，但若我比自己曾會診過的、採取傳統醫療手段的腫瘤科醫生還要長壽，我也不會感到意外（除非他們聽從我的暗示，開始注意自己的營養狀況！）。

——愛琳・扎布蘭斯基

某些植物性食物含有大量能提升人體免疫功能的物質，可以防止急性與慢性疾病。創造出美味的食譜與菜單來利用這些超級食物是終極目標（見最後一章）；然而，從我這裡學習為何要採用特定食物，以及為何要將某些食物搭配在一起，對你的長期健康來說才是最重要的。

科學家開始發現植物內特定的化合物在人體內具有抗癌的作用才不

過十年（開始時間比我們登陸月球還要晚了三十年）。

　　近年來科學家特別注意到，綠色蔬菜、菇類、洋蔥、石榴、莓果和種子具有強大的抗癌與提升免疫力的功能。他們也針對這項新發現進行了人體實驗，迄今為止，在每一項實驗結果中，即便只是添加了中等數量的這類食物，都會為身體帶來顯著的益處。例如在飲食中加入菇類、洋蔥、綠色蔬菜和莓果全部都能降低癌症發生率。

　　但我的論點和對人們的建議是不要只是吃進這些食物，而是要同時大量地攝取這些食物。調整飲食、多吃各種能強化免疫系統與抗癌的食物必定能讓你擁有超級免疫力，這種免疫力能讓你不害怕老化、擁有良好的健康、更有自信地變老。我們必須知道身體不舒服與疾病並非是老化不可避免的後果，而且不要生病其實是一件自己能夠掌控的事情。

　　繼續研究一系列超級食物組合對人體的功效是必然要進行的，而且未來肯定會需要更多的資金贊助與支持。我們必須進一步去研究並記錄超級食物的好處，但同時也得意識到搭載著大量現有證據的小船已駛離碼頭、展開航程了。因此若我們停滯在泥淖當中，認為目前還沒有足夠的證據支持此一論點，此決定的成本就會變得極為高昂，而這也是為何這本書是如此重要的原因之一。

　　我在過去二十年間使用富含微量營養素的飲食療法治療了超過 1 萬名的病患，並顯示出在各種嚴重的健康問題上，此方法都有著極好的潛力能治癒病患。我發現該療法在氣喘、過敏、心臟病到癌症病人身上都曾出現過驚人的臨床反應，也曾見過數千名病患的病情因此而好轉並且活得更長久。我強烈推薦各位現在就開始實行此一方法，不要等到出現原本可以避免的健康問題時再來煩惱。

下述個案研究揭露了超級免疫力神奇的功效。我並非是在宣稱所有的、甚至是大部分的晚期癌症病患都能因此而痊癒，但是我曾有幸見證像小潘身上所發生的戲劇性轉變，此個案展現了超級營養對於延年益壽的威力。

　　　　1997 年 12 月，童書作家潘蜜拉・斯瓦羅（Pamela Swallow）來尋求我的幫助，當時她得知自己得了轉移性卵巢癌，並且癌細胞已經擴散到她的肺部與腹部，她需要抽掉肺部的積水才能夠呼吸，小潘知道她必須盡一切努力才能戰勝這個一般來說必死無疑的疾病。這類型的癌症在第四期（我遇見她時她正是第四期）的數據顯示只有 10% 的病患能再活五年，而甚至更少人能夠活到十年。這是因為卵巢癌第四期非常難透過手術完全清除的緣故，而且現有的化療方式無法消滅所有剩餘的癌細胞。

　　　　在她艱苦抗癌的路上，已經有許多醫生告訴小潘她唯一能做的就是化療和更多的手術。但小潘卻認為增加營養與強化免疫系統是治療的關鍵，所以她做了更多研究，很快地就找到了我。

　　　　在我們花了點時間討論所有免疫系統在對抗癌症、攻擊單獨復發的癌細胞時所需採取之行動後，小潘開始覺得存活是有希望的。小潘接受了卵巢癌的化療，但每當她因為治療而感到不舒服時，就會打一杯綠色蔬果昔來喝，增加微量營養素。她

和先生開始種植有機蔬菜，並買了另一台冰箱來存放吃不完的作物供冬天時食用。而接下來在小潘身上所發生的事，則是從統計數字中所料想不到的！

今天小潘仍舊遵循著我在十五年前為她制定的免疫強化方案，她的癌症從未復發而且也一直保持著十分健康的狀態。她說：「傅爾曼醫生提升健康的方法是如此明智且有效，我無法想像用其他的方式來過生活。」

抗癌的方法

「甲基化」的過程包括了在基因中添加一個簡單的四原子分子：一個碳原子、三個氫原子的組合稱為甲基群。

透過在基因中添加或是去除這些甲基群來修改人類 DNA 的方式，與癌症風險增加有關。在研究致癌原因的科學當中，已觀察到許多甲基化與脫甲基化對 DNA 分子所造成的改變，而這些改變在癌症發展的早期隨處可見。當一個基因甲基化或是脫甲基化後，功能會變得與原先不同——甲基化會開啟或關閉特定的 DNA 片段，因此甲基化改變會干擾到正常的細胞分裂，讓一些細胞瘋狂地增生也就產生了所謂的癌症。

來看看下面這項針對超過 1,000 名吸菸者與戒菸者的有趣研究：研究員透過他們從肺部深處所咳出的痰來培養肺部組織細胞，再選擇與癌症風險相關的 8 個肺細胞中的主要基因，分析其甲基化後的結果。研究

員再去比對這些受試者的飲食習慣，並發現吃較多綠葉蔬菜的受試者其癌症風險（由細胞的甲基化所定義）較低。

生來就有 DNA 損傷是非常少見的，這類損傷大多是經年累月接觸毒素或是缺乏微量營養素所累積下來的結果。綠色蔬菜中的微量營養素不但可以預防這類損傷，也能修復並重建任何曾經受損的細胞。

因細胞中 DNA 的改變而引發的癌症稱之為「表觀遺傳變異」。這些改變是隨著時間的推移逐步發生的，並且不斷地累積直到變化大到足以戰勝正常細胞的控制機制。癌症不是突然間蹦出來的，而是多年來的自虐最終導致癌變，但我們其實是可以早在細胞癌化前就阻斷這種變化並且修復的。[附43]

研究發現，吃較多綠葉蔬菜的人擁有較少甲基化變異，我們稱之為「風險較小的 DNA」。甲基化的現象與癌症相關，在許多研究報告中也都提到了多吃綠葉蔬菜可預防甲基化變異。[附44] 還記得我們前面所討論到的內容嗎？綠色蔬菜中有含植化素的化合物，它們不只是能預防甲基化變異與脫甲基化，同時也能啟動細胞修復機制去修復 DNA 中不正常的甲基化片段。

以下是剛剛所提到的運作模式：

吃較多綠色蔬菜 ➡ DNA 甲基化較少 ➡ 低癌症風險

這也可以透過相反的模型來表達：

吃較少綠色蔬菜 ➡ DNA 甲基化較多 ➡ 高癌症風險

🍴 十字花科蔬菜能有效抵抗疾病

綠色蔬菜如羽衣甘藍、高麗菜、寬葉羽衣甘藍、綠花椰菜、加上一些非綠色蔬菜如椰菜花和蕪菁都是「十字花科」（cruciferous）蔬菜。它們花朵的形狀而得名，有著由四瓣間隔相等、呈十字形的花瓣，因此拉丁文 crucifer 就是「背負十字架者」的意思。所有蔬菜都含具保護力的微量營養素與植化素，但只有十字花科蔬菜有獨特的化學成分：它們有含硫的化合物，因而有著一股嗆味或苦澀的口感。當它們的細胞因被攪碎或剁碎而破裂後，會產生一種化學反應將這些含硫化合物轉為異硫氰酸酯（isothiocyanates，簡稱 ITCs），這是一系列已被證實具有強大免疫提升作用並且能抗癌的化合物。

▌十字花科蔬菜可以抗癌

目前我們已經辨識出超過 120 種的 ITCs，而且不同的 ITCs 各有各的作用機制。由於各類 ITCs 在細胞中的不同部位運作、對不同的分子產生作用，因此能夠結合起來發揮增效作用，一起合作清除致癌物並殺死癌細胞；除此之外，一些 ITCs 也能抗發炎、抗氧化、甚至是具有免疫功能。ITCs 可以抑制血管新生，也就是阻止腫瘤促進血管生成來提供癌細胞增長所需的營養、生存與擴散的過程。癌變的基本步驟就是成功促進血管生成，因此能抑制血管新生的食物都被公認為是強大的抗癌大將（我們將會在講到菇類時更深入談論這一點！）。

某些 ITCs 可以解毒並或清除致癌的化合物——特別是綠色十字花科蔬菜，如花椰菜和抱子甘藍，這些都是富含蘿蔔硫素 ITC 的食物。[附45]

蘿蔔硫素能防止致癌物與 DNA 結合後引發細胞內的癌變，也能活化酶來保護細胞，不受到已受損的 DNA 影響。[附46]ITCs 提供給每個細胞一個保護罩，將具破壞性的毒素分離出來，接著將這些毒素中和掉或隔絕起來，使其無法對細胞造成損傷。但若 DNA 確實受損了的話，ITCs 也能讓受損細胞停止生長、給予 DNA 時間修復，或是讓細胞計劃性死亡，也就是之前提到的「細胞凋亡」。

只有綠色蔬菜中的這些化合物能夠保護細胞內部不受到損傷，學界對許多 ITCs 包括蘿蔔硫素、芥蘭素、二吲哚甲烷進行了研究，來探討它們傳說中能抑制乳癌與結直腸癌的癌細胞增長、或誘發癌細胞死亡的功能。[附47]其他 ITCs 也有強大的抗癌成分包括苯乙基異硫氰酸酯（phenylethyl-isothiocyanate，簡稱 PEITC）與異硫氰酸烯丙酯（allyl isothiocyanate，簡稱 AITC）。

很顯然地，人體已經有抵抗發炎與癌症的機制存在。免疫系統就像是科幻電影中的防護結界，但卻因為沒有人給予這個結界足夠的能量，使得這項機制無法啟動，而該機制的運作燃料靠的就是綠色蔬菜。

芥蘭素（Indole-3-carbinol，簡稱 I3C）以及代謝產物二吲哚甲烷（diindolylmethane，簡稱 DIM）特別能抵抗荷爾蒙敏感型癌症，它們能幫助身體將雌激素和其他荷爾蒙轉變成更容易被身體排出的型態。[附48]代謝產物如 DIM 則是生物化學降解與清除母化合物的過程中自然生成的物質。

探討十花科蔬菜與癌症發病率關係的人類流行病學研究已證實了這些從細胞培養與動物研究中所觀察到的現象：攝取越多十字花科蔬菜，乳癌、肺癌、前列腺癌、大腸直腸癌就會相對減少。同時研究顯示類似

的連結也發生在總蔬菜攝取量上：總蔬菜攝取量越高，癌症發病率就越低。但十字花科蔬菜還是效果最強大、在科學文獻當中上述連結最為明顯的，請見以下具體數據：

- 十字花科蔬菜的功效是其他植物性食物的 2 倍。在人口研究中，植物性攝取量增加 20%，一般來說就相當於癌症發病率下降 20%；但增加 20% 的十字花科蔬菜攝取量，就等同於降低 40% 的癌症發病率。[附49]

- 每週攝取 28 份蔬菜能將得到前列腺癌的風險降低 33%；但只要每週攝取 3 份十字花科蔬菜，得到前列腺癌的風險就會減少 41%。[附50]

- 每週攝取 1 份或多份高麗菜能讓胰臟癌的發生率降低 38%。[附51]

▍十字花科蔬菜可以抗病毒與細菌

現在，更有趣的地方來了。不只有 I3C 和 DIM 能提供顯著的抗癌功效，近期的研究顯示這些 ITCs 也是啟動干擾素反應的重要因子，干擾素反應能激發強大的免疫機制來攻擊病毒等微生物。特別是這些 ITCs 已展現其在增強免疫系統中的細胞殺傷力，以及提升人體對病毒感染的抵抗力上面，成果都十分令人印象深刻。[附52]DIM 已被證實能解決子宮頸表皮化性不良、喉乳頭狀瘤以及長疣的問題。目前正在研究它是否也能被用來治療多種病毒感染與對抗生素產生抗藥性的細菌包括 HIV、HPV（human papilloma virus 人類乳突病毒）和肝炎。[附53]

這裡關注的重點也包括了十字花科衍生化合物間彼此共同合作來提升對細菌感染的抵抗力，特別是可以抵禦某些對抗生素產生抗藥性的細

菌。特別值得關注的是醫療照顧相關感染（院內感染）的情況，通常此時細菌會對產生抗生素抗藥性。例如一種叫做肺炎鏈球菌的細菌，在美國造成了大約 3,000 件腦膜炎、5 萬件菌血症、50 萬件肺癌、以及 700 萬件中耳炎案例，同時也是導致患者死亡的主因之一。對抗生素產生抗藥性的肺炎鏈球菌株已經出現，現在也在某些社區當中廣泛傳播。從綠色蔬菜中所獲得的 ITC 化合物含有天然抗菌功效，可以用來幫助提升細胞自然的防禦能力，提高身體抵抗這些具抗藥性的危險細菌的能力。[附54]

這些相同的綠色蔬菜衍生化合物也可以對抗幽門螺旋桿菌，這種細菌是造成潰瘍的主要原因，也與胃癌風險大幅上升有關。大量攝取綠色十字花科蔬菜可以抑制幽門螺旋桿菌：當研究人員對十字花科蔬菜的 ITC 化合物進行測試時，發現到它們很有潛力成為針對此細菌引發之疾病的新療法。[附55] 儘管這項研究主要是在動物身上進行，只有少數的人類受試者，但它有助於說明以下這一點：經常攝取各類綠色蔬菜中的微量營養素，可以產生一系列對健康有益的功效，能減少身體受感染的可能性並提高戰勝傳染病的機率。

綠色十字花科蔬菜具有保護力的另一個例子就是：其含有主要用來調節抗氧化反應的 Nrf2。這個蛋白質複合體也稱為轉錄因子，能活化我們的基因來生成一系列具保護力的化合物，保護我們免於發炎與疾病。

那這個過程是如何發生的呢？細胞產生的廢棄物會使人體提早老化並產生疾病，就如同我們先前所談論到的自由基一樣。廢棄物有兩種：我們從外部環境中所攝入的外來廢棄物；以及細胞新陳代謝時附帶產生並累積的內生廢棄物。Nrf2 轉錄因子的存在與功能對於清除內生毒素與

自由基非常重要，內生廢棄物也稱為「活性氧分子」（reactive oxygen species，簡稱 ROS），會損害生物巨分子，因此對於細胞健康來說十分不利。而這類廢棄物因其含有自由基而被稱為具「活性」的，這些自由基能在人體組織中繁殖，並損害正常的細胞結構，若沒有迅速清除的話，這些具活性的化合物將會致病並且造成人體提早老化。就像是你家裡形成了一股強烈的龍捲風，最終會由內向外將整間屋子給摧毀。

我們透過一系列基因編碼後含有抗氧化反應序列（antioxidant response elements，簡稱 ARE）的蛋白質來保護我們免於這些活性廢棄物的傷害。Nrf2 蛋白質是轉錄因子，可以與基因的 ARE 片段結合並將其活化。這些基因啟動了身體自我的防護反應，能夠保護我們免於受到氧化壓力相關的併發症，即使是在所服用的外來短效抗氧化劑（例如維生素 C 與 E）失效時，也能提供我們保護。我們在吃進富含 ITCs 的綠色蔬菜時會活化 Nrf2（功能正常發揮作用）；當我們沒有吃進綠色十字花科蔬菜時，細胞內最重要的自然防禦系統之一（Nrf2–ARE）就不會作用。更多證據顯示我們依賴綠色蔬菜裡的物質來活得更長壽、擁有更良好的健康！

Nrf2 因子也能防止血管內斑塊沉積，當 Nrf2 被活化時，血管中的內皮細胞可以預防炎性細胞附著導致斑塊形成。這就是為何綠色蔬菜對健康來說是如此重要的原因（甚至能逆轉心臟疾病）：因為綠色蔬菜能夠活化 Nrf2 因子。Nrf2 被活化之後就能接著改變血管內皮細胞膜的蛋白質表現，防止動脈粥狀硬化斑塊於該處形成。在血壓升高時，活化 Nrf2 對較容易產生斑塊的冠狀動脈分支或彎曲處來說尤為重要。[附56]

▋將十字花科蔬菜的好處發揮到極致

食材準備與烹調的方法會影響人體消化吸收 ITCs 的能力。剁碎、咀嚼、攪碎、榨汁都可提高 ITCs 的產量，換句話說就是 ITCs 的這些益處在植物型態時是表現不出來的，它們是我們用嘴巴咀嚼、壓碎細胞壁時，由硫代葡萄糖苷的前體轉化而來，因此當我們破壞的細胞壁越多、就會釋放出越多的芥子酶（一種在細胞膜內的酶），當其與細胞內的硫代葡萄糖苷混和之後就能催化出生成 ITCs 的反應。

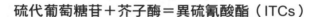

硫代葡萄糖苷＋芥子酶＝異硫氰酸酯（ITCs）

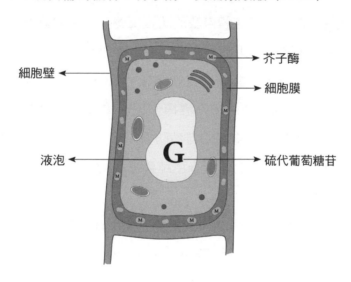

有些 ITC 的益處會在蒸煮的過程中流失，因為芥子酶在高溫下會被摧毀，因此我們最好是生吃十字花科蔬菜才能獲得最大的功效。然而，有些煮過的十字花科蔬菜裡頭仍舊能產生 ITC，這是由於消化道中的細菌還存有一些具活性的芥子酶的關係。而要增加能產生芥子酶的腸道細

菌則可以透過經常攝取綠色蔬菜來達成。

要記得烹煮並不會摧毀 ITCs 的活性與功能，只是會讓能催化 ITCs 生成的酶失去活性，意思就是若你將生的綠色蔬菜攪爛、壓碎、剁碎或榨汁來將 ITC 的產量提升到最大，然後把攪拌好或剁碎的綠色蔬菜放進燉菜或湯裡煮，煮好後 ITCs 的功能與益處仍然存在。

要將十字花科蔬菜對免疫功能的益處發揮到最大值，則必須要遵循以下幾點：

1. 細嚼慢嚥所有十字花科蔬菜，盡量將每個細胞壁都咬碎。

2. 搗爛、攪碎、剁碎十字花科蔬菜後再加進燉菜或湯中。

3. 在蒸綠色十字花科蔬菜如花椰菜和高麗菜時，盡量不要蒸太久，這樣它們就不會太軟爛。

十字花科蔬菜不只是目前最強的抗癌食物，也是微量營養素密度最高的蔬菜。儘管美國國家癌症研究所建議每天攝取 5 到 9 份的蔬菜水果以預防癌症，卻還未具體地提出多吃十字花科蔬菜的建議。我認為每天應該吃 3 份新鮮水果與總共 8 份的蔬菜，而其中 2 份得是十字花科蔬菜（並且至少有一份是生菜）。在整體營養豐富的飲食當中，再大量吃進各類富含 ITC 的十字花科蔬菜，能給身體強大的保護力來對抗傳染病與癌症。

十字花科蔬菜		
芝麻葉	高麗菜	芥菜
青江菜	椰菜花	蘿蔔
綠花椰菜	寬葉羽衣甘藍	紫高麗菜
球花甘藍	辣根	蕪菁葉
花椰菜苗	羽衣甘藍	水田芥
抱子甘藍	芥蘭頭	

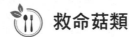 救命菇類

在這些神奇的超級食物當中，菇類扮演了強健免疫系統的重要角色。菇類十分特別：它們含有許多我們現在才剛開始認識的少見抗病化合物。

菇類含有多種增強免疫力的成分，可以讓身體在接觸到致病的病原體如病毒與細菌時，能迅速做出有力的反擊。大部分的情況下，我們能在任何症狀產生之前擊敗所接觸到的微生物，菇類的植化素甚至會對自體免疫疾病如類風濕性關節炎和紅斑性狼瘡有所幫助，因為菇類有抗發炎與調節免疫功能的作用。[附57]

若綠色蔬菜是超級免疫力界的國王，菇類就是皇后。首先，在一般菇類中所發現到的化合物，在動物實驗與細胞培養中都顯示可以提升自然殺手 T 細胞（natural killer T cells）的活性與功能。[附58] T 細胞會偵測到受病毒感染或某部分受到損傷的細胞，然後攻擊並清除掉這些細胞。

T 細胞活化後，會釋放出「殺手粒子」去攻擊、摧毀異常的細胞。

洋菇、褐色蘑菇、波特貝勒菇、秀珍菇、舞菇、靈芝都展現了抗癌的功能：它們能防止 DNA 損傷，減緩癌細胞或腫瘤增長、讓細胞計劃性死亡或防止腫瘤獲得血液的補給。這些功用在乳癌、前列腺癌、結直腸癌或其他癌細胞上面都獲得了證實。[附59]

常見的菇類含有抗原結合凝集素（antigen-binding lectins，簡稱 ABL），這種蛋白質會辨識出許多癌細胞表面上都會出現的一種分子並與異常的細胞結合，然後活化並啟動身體的免疫機制來對抗癌細胞。[附60] 有趣的是，在這些凝集素被吸引過來與異常細胞結合之後，它們就會內化為該細胞的一部分，並且干擾這個細胞自我複製的能力，因此能防止癌症擴散，但卻對正常細胞沒有任何有毒或是負面的影響。

▍戰勝乳癌

經常食用菇類能大幅降低停經前與停經後的女性得到乳癌的風險。神奇的是，常常吃菇類可以減少高達 60% 到 70% 的乳癌發病率！在最近一項研究中，每天吃 10 公克新鮮菇類的女性（大概就是一朵小蘑菇的量），乳癌風險就能降低 64%；若每天吃 10 公克菇類並且從綠茶中攝取綠色化合物的女性，停經前的女性能獲得更為顯著的保護，患病風險減少 89%；停經後的女性風險則是降低了 82%。[附61] 除此之外，在研究胃癌與大腸直腸癌的報告中也觀察到類似的連結。[附62] 難以相信，對吧？為何沒有讓所有女性都知道菇類在對抗乳癌上面有如此強大的保護力呢？菇類搭配綠色蔬菜就是強而有力的抗癌雞尾酒療法啊！

菇類對抗乳癌的方法有很多種。菇類含有一種稱為「芳香環轉化酶

抑制劑」的化合物，可以幫助減少體內雌激素含量並預防雌激素刺激乳房組織。[附63] 芳香環轉化酶（有時也稱作「雌激素合成酶」）是一種能產生雌激素的酵素，負責調節體內的雌激素濃度。由於雌激素在乳癌發展上面扮演了很重要的角色，抑制住芳香環轉化酶的活性就能提供身體保護，因為乳房腫瘤中的芳香環轉化酶過度表現會提升腫瘤周圍的雌激素濃度，被認為是造成乳癌惡化的主因之一。[附64]

目前治療特定癌症的用藥中就有抑制芳香環轉化酶活性的功能。[附65] 但在飲食中獲得芳香環轉化酶抑制劑是終生有效的防範策略，能降低體內激素含量、減少乳癌風險。研究人員測試了許多種菇類的抗芳香環轉化酶活性的功能。以下是它們的排名：

- 高度抗芳香環轉化酶活性：洋菇、白菇（white stuffing）、褐色蘑菇、波特貝勒菇、靈芝、舞菇
- 中度抗芳香環轉化酶活性：香菇、雞油菌、小洋菇
- 低度或無法抗芳香環轉化酶活性：秀珍菇、黑木耳[附66]

不論抗芳香環轉化酶活性的能力如何，所有種類的菇中都測出了抗乳癌的功能，而且這些功能也很耐熱，代表菇類在煮熟後效用也能繼續維持。像洋菇這種最常見又最便宜的菇類就展現它強大的益處。若關於菇類的好消息還不夠的話，以下還會談到更多。

▌善於團隊合作的菇類

菇類能促進人體樹突細胞的生成與成熟，並改善它們的抗原呈現能力。[附67] 讓我們分開來解釋，樹突細胞是樹狀的免疫細胞，以未成熟或

無活化的形態分散在身體各部位。但一旦活化後便會捕捉並處理它們認為是敵人的物質，呈現抗原力給其他的免疫細胞來除去或殺掉威脅。也就是說它們會捕捉病原微生物以及異常的細胞，因此其他的免疫細胞便能夠將其摧毀。

樹突細胞存在於能接觸到外界環境的組織當中，例如皮膚、鼻子內側、肺部、胃部與腸子。它們也能以未成熟的狀態存於血液當中，一旦被活化或是受到刺激，樹突細胞就會移動至淋巴結，並在該處與 T 細胞和 B 細胞相互作用來啟動免疫攻擊。

樹突細胞的功能會隨著年齡增加而下降，最後便喪失免疫作用。逐漸失去功能的樹突細胞使我們曝露在感染當中，也會因為年紀漸長而使得罹患癌症的風險增高。然而，攝取菇類與綠色蔬菜中具有增強免疫功能的化合物，能夠預防因年齡關係而失去免疫功能的狀況。[附68]

儘管菇類有獨特的植化素化合物，並有一系列增強免疫力的功能，但若飲食搭配中能同時攝入菇類、洋蔥以及綠色蔬菜的話，免疫力就能進一步提升。不只是菇類，在各色水果、洋蔥、莓果中都含有一種稱為「類黃酮」的植化素，以及由綠色蔬菜所衍生的異硫氰酸酯（ITCs）都被證實是抗癌物質，能夠活化樹突細胞。[附69]

菇類裡頭也含有血管新生抑制劑，能進一步抑制腫瘤以及異常細胞、腫瘤細胞、與癌細胞的增長。你大概還記得，血管新生代表身體新長出了一些血管。癌症、腫瘤、以及脂肪都會分泌促進血管新生的化合物，以提供自己燃料來成長，但菇類卻能澆它們一大盆冷水！

血管新生——餵養體脂與癌細胞的重要步驟

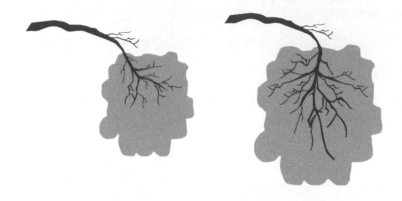

　　血管新生是指新的血管從已存在的舊血管中增長出來，為一個複雜的生理過程。接受到血管生成的訊號後，血管內皮細胞從原始的血管中萌發、分裂、形成管狀結構後逐漸成熟為新的血管。血管新生發生在胎兒發育以及孩童成長的時期；在成人身上只有特定情況像是傷口癒合才會出現血管新生。然而，過多的（也就是異常的）血管新生則會導致許多疾病像是肥胖症、癌症、黃斑部病變、以及慢性發炎的情況。

　　在癌症發展的過程中，當腫瘤大到開始需要自己的血液供給時便會導致血管新生。腫瘤提供訊號給附近的血管，使其分支出來並提供腫瘤氧氣與營養，這些新生的血管會讓不具威脅性的小腫瘤長大，變得具有侵略性且十分危險。癌症的特點是細胞複製與增長快速且無法控制，而就是這點讓癌症具有致命性。既然血管新生在健康的成人身上是很罕見的，也是腫瘤長大的必經之路，阻斷血管新生就能成為預防與治療癌症的關鍵。許多已開發出的藥物都是設計來在各個環節上阻止血管新生的，某些藥物也已經獲得 FDA 的許可，現正用於癌症治療當中。^{附70}

抑制血管新生	促進血管新生
預防腫瘤增長	促進腫瘤及癌症增長
預防脂肪細胞擴大	促進脂肪堆積
預防發炎	增加發炎機率
抑制癌症發展	增加胃口

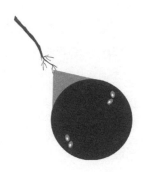 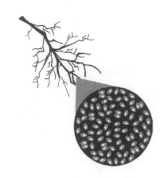

　　許多植物性食物都含有天然的血管新生抑制劑，特別是菇類。現在研究人員正在研究將飲食中所攝入的血管新生抑制劑做為防癌的策略，在癌細胞還小、無害的時候「餓死」癌細胞。若我們的飲食中含有大量的血管新生抑制劑，就能預防小腫瘤獲得血液補給、變得更大更具威脅性或是發展成癌症。菇類、洋蔥、綠色蔬菜和莓果是保護我們免於罹癌的另一種方法，最好是能一起吃。

　　為了安全起見，菇類應該都要煮熟後才能吃，因為有些研究指出在動物實驗中生吃蘑菇會產生中毒現象。[附71]

抗血管新生的食物／營養素

蔥屬蔬菜（洋蔥家族）　　　　Omega-3 脂肪

莓果（所有種類）　　　　　　胡椒

黑米　　　　　　　　　　　　石榴

肉桂　　　　　　　　　　　　木梨

柑橘類水果　　　　　　　　　白藜蘆醇（從葡萄和紅酒中

十字花科蔬菜　　　　　　　　　　所提取出的物質）

亞麻籽　　　　　　　　　　　大豆

薑　　　　　　　　　　　　　波菜

葡萄　　　　　　　　　　　　番茄

綠茶　　　　　　　　　　　　薑黃

菇類

▎讓脂肪細胞停止生長

同樣地，脂肪組織的生長也是依靠血管新生，而透過攝取富含有益的血管新生抑制劑的食物就能夠阻止血管生成，同時也抑制了脂肪堆積與生長。[附72] 這就代表吃這些以菇類為首的超級食物，其附加價值就是能保持健康的體重。不光是由於此種飲食卡路里含量很低，也是因為攝取了其他有益的營養素包括血管新生抑制劑的關係。

會促進血管新生的食物與營養素，連帶也會促進肥胖症與癌症，包括了能提升體內胰島素濃度、以白麵粉為基底的麵包和甜點，以及高脂、高膽固醇的西式飲食。[附73] 這些現代的不健康食物熱量密度高，會促進脂肪儲存。它們是差的不得了的食物，而綠色蔬菜、菇類、洋蔥、

莓果、以及其他上表所列的食物則都是好的不得了的食物。

 ## 洋蔥和大蒜：抗癌與打造免疫力的珍寶

　　屬於蔥屬家族的蔬菜包括洋蔥、大蒜、韭蔥、紅蔥、細香蔥、青蔥等，不僅能替你的飲食添加更多風味，也含有抗癌、抗發炎、以及抗氧化的化合物。即便在久遠以前的年代，人們就已經發現這些食物具有醫學療效，並且每天都會食用。例如在中世紀時期，人們就認知到洋蔥和大蒜能提升免疫力，若他們真的受到了感染，也能幫助身體快速復原。我們已經很久沒有將食物當藥材來看了，但正確的天然食物真的是最有效的處方。

　　流行病學研究發現多吃蔥屬類蔬菜能降低罹患各種常見癌症的風險。這種保護力被認為是源於它們在經過剁碎、壓碎、咀嚼時所釋放出來的有機硫化合物。類似於綠色十字花科家族，洋蔥的細胞壁內有一種蒜氨酸酶，負責製造出能讓你流淚的硫酸氣體。此化學反應發生在你家廚房刺痛你的眼睛時，那些增強免疫力的硫化物也正在形成當中。這些化合物能透過解除致癌物的毒素來預防癌症發展，同時也有抑制血管新生的功效，阻止腫瘤獲得血液補給、不讓癌細胞繼續增長。[附74]

　　新的研究指出洋蔥家族中的這些有機硫化合物同時也有抗發炎的作用，能保護我們免於骨關節炎之苦，並且能預防傳染病。當我們吃進洋蔥中的有機硫化合物和醣蛋白時，這些化合物會與其他微量營養素共同合作來提升免疫功能、預防疾病。事實上，在一項多國的病例對照研究

當中，研究員仔細檢視了洋蔥攝取量的影響，吃最多洋蔥的那群人比起非常少吃洋蔥的人來說，罹癌數少了一半以上。以下是具體的數據：附75

- 結直腸癌的發病率降低了 56%
- 卵巢癌的發病率降低了 73%
- 食道癌的發病率降低了 88%
- 前列腺癌的發病率降低了 71%
- 胃癌的發病率降低了 50%

這項研究中吃最多洋蔥的受試者每週吃 7 份或是超過 80 公克的洋蔥（或大約每天 1/2 杯剁碎的洋蔥）；吃最少洋蔥的受試者則是每週吃少於 1 份的洋蔥。想像要是幾乎天天都能同時攝取相同分量的前三大超級食物：綠色十字花科蔬菜、菇類和洋蔥，所形成的保護力會是多麼強大。

 ## 石榴和莓果：幫助消化的超級英雄

石榴是一種特別的古老果實，長在位於亞洲和地中海區域一種小小的、樹齡很高的樹上，其分布最北可以到喜瑪拉雅山區。由於石榴對健康的好處逐漸獲得證實，在加州和美國南方地區也開始種植石榴。

在過去十年，學界發表了大量針對石榴中抗氧化、抗致癌物以及抗發炎成分的研究，主要是將重點放在治療與預防癌症、心血管疾病、糖尿病、勃起功能障礙、細菌感染、抗生素抗藥性和造成皮膚損傷的紫外

線輻射上面。^{附76}

石榴的果汁與種子含有強大的抗氧化與抗癌功效，包括干擾腫瘤細胞增生、調控細胞週期、抑制血管新生等。針對石榴的植物化學成分研究結果也建議將其廣泛應用在各種臨床治療、癌症預防以及其他主要因慢性發炎而導致的疾病上面。石榴汁含有抗氧化劑如可溶性多酚、丹寧和花青素，使用在老鼠與人類身上後都證實其具有抗發炎、抗細菌、抗動脈粥狀硬化的效果。以下列出了幾項在近期研究中所指出的石榴籽與石榴汁的重點功效：

1. 石榴在動物實驗中發現能抑制乳癌、前列腺癌、結直腸癌和白血病，並且能預防血管增生，抑制腫瘤增長。

2. 石榴能抑制血管張力素轉換酶並且讓人體自然而然地降低血壓。（血管張力素是一種能促進血管生成的激素。）

3. 石榴裡頭強大的抗氧化化合物能逆轉動脈粥狀硬化並減少過度的血栓與血小板凝塊，這些都是會引起心臟病發與中風的因素。

4. 石榴有類似雌激素的化合物，在動物實驗中發現可以刺激血清素與雌激素受體來改善憂鬱症的症狀，並且有助於增加骨質密度。

5. 石榴可以幫助腎臟有問題的人減少組織損害、降低感染風險、並且能預防嚴重的感染情況發生。

6. 最後也最令人驚豔的就是，石榴能改善心臟的健康狀況。有嚴重頸動脈阻塞的心臟病患者若持續一整年每天都喝只要 30 毫升以下的石榴汁，不只會讓患者的血壓降超過 20%，同時也會減少 30% 的動脈粥狀硬化塊。

如何剝開一顆石榴

買一顆堅實的石榴放入冰箱保鮮，等到要食用時再拿出來，順著石榴中間（你也可以想像是石榴的赤道）用刀尖插入約半吋劃上一圈，然後拿著石榴的南北半球左右扭轉，將其分成上下兩半。

手呈碗狀握住半顆石榴，切面朝下，底下放一個大型的沙拉碗。拿一個較重的木湯匙，用湯匙在石榴頂部、中間、以及接近你手握著的下緣周圍大力敲打，每一個地方都要好好打到，然後你就能看到石榴皮變軟、彎曲，並感受到小小的紅色石榴籽從你的手中落入沙拉碗裡。現在將變軟的皮翻開來，由內往外翻出，再用手指剝下剩餘的石榴籽。然後重複相同步驟來剝開另一半石榴。

石榴籽不用調味、可直接生吃，也能放在沙拉裡或搭配其他蔬菜一起食用，或是冰起來等到非產季時再吃。本書最後面有一些非常棒的食譜，可以幫助你在飲食計畫中時常享用石榴這一項食材。

有意思的是，石榴對人體在抗乳癌上有動顯著的保護。就和菇類一樣，石榴能增強抗芳香環轉化酶活性，也就代表它能防止體內雌激素和睪固酮過度升高，並阻止這些激素對乳房組織的刺激。[附77] 在動物模型與人體研究中發現了越來越多的大量證據強調石榴在防癌上面的功效。[附78]

色彩鮮豔的莓果與石榴的有益之處十分類似。來看一下這項研究：當老鼠在接觸到化學致癌物而傷及 DNA 之後，研究人員再餵老鼠吃黑莓乾，結果顯示受損的基因可以因此而回復到接近正常的狀態，其效果和綠色十字花科蔬菜一樣的顯著。[附79] 在許多其他研究中也重複進行讓老鼠接觸化學致癌物，然後再給他們吃黑莓的模式，反覆攝取黑莓與濃

縮黑莓汁，已獲得證實可以降低各種癌症的發生率，包括食道癌、結直腸癌、口腔癌。同樣當研究人員為了讓老鼠產生乳腺腫瘤而將雌激素注入老鼠體內後，再餵老鼠吃藍莓和覆盆莓的話便可以限制腫瘤初發，一旦腫瘤已發展起來，莓果萃取物也還是能夠讓腫瘤縮小。

把莓果當做是抗癌物質是從 1980 年代開始的，當時科學家發現許多水果和蔬菜（包括石榴）都含有鞣花酸，可以抑制腫瘤生成。然後他們又發現莓果也是富含鞣花酸的一種水果，而所有莓果與水果中，黑覆盆莓的含量尤其之高。之後科學家又發現莓果也含有許多其他抗癌的植化素化合物，例如各式各樣抗癌效果強大的花青素。[附80] 所有莓果與果汁，包括藍莓、黑莓、覆盆莓、巴西莓、枸杞、接骨木莓和草莓，都算是超級食物。

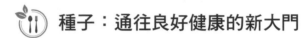

種子：通往良好健康的新大門

在結束超級食物這一章節前，我還必須要談論一下前面我們曾簡單提到過的：堅果與種子的價值。堅果與種子就像動物製品一般，脂肪與蛋白質含量都非常高，但它們對身體卻能產生截然不同的效果。它們非但不會和動物蛋白與脂肪一樣會促進疾病產生，反倒能預防並逆轉疾病。數百項的醫學研究結果顯示，堅果與種子可以大幅延長壽命並能保護我們免於疾病所苦。[附81]

堅果和種子不但是美味又健康的食物，它們還便於攜帶，在旅行時也能輕鬆帶上。除了堅果以外，你還有其他方法可以在出差時於電腦包

中裝進半天份的熱量，或是將半天份的熱量放在後背包裡進行一整天的健行活動嗎？

種子能給你所有堅果有的優點之外，還能加碼給你更多。它們的蛋白質含量比堅果還要高，並且額外含有許多重要的營養素，讓種子成為特別棒的食物。和「神奇麵包」（Wonder Bread）這個麵包品牌不同，種子是真的能夠用十二種方法來幫你打造強健的身體。裝在袋子裡頭的每顆種子都是活生生且強韌的食物，若提供它們所偏好的環境條件，在兩百年後也能神奇地發芽！讓我們來看看各類種子所擁有的功效吧。

亞麻籽不只給你 Omega-3 脂肪酸（良好健康的關鍵），還富含抗癌木酚素，它們的黏質能潤滑腸道，使腸道得以輕鬆蠕動。亞麻籽和芝麻籽的木酚素含量比其他食物都高，這些具有強大抗氧化功效的植物化合物能與雌激素受體結合，並干擾雌激素、不讓它促進乳房組織生成癌細胞。你也能購買可即食的亞麻籽粉，但最好還是自己在家裡磨出來的亞麻籽粉最為新鮮。特別有意思的是，一項研究顯示比起不食用亞麻籽的女性，患有乳癌的女性若食用亞麻籽的話可以減緩腫瘤增長、提高存活率。[附82]

葵花籽富含維生素 E、硒、鐵和其他礦物質。葵花籽中有 22% 的熱量是來自於蛋白質，氨基酸之一的色氨酸含量也十分豐富，是素食者、純素食者、彈性素食者（只偶爾吃肉）、和實行植物營養飲食者獲得足夠蛋白質的一種健康方式。

南瓜籽有良好的 Omega-3s、豐富的植化素、鋅、鈣和鐵。

芝麻籽的含鈣量高於世上所有的食物，而且很有趣的是，它們不但含有全部種類的維生素 E，能輕鬆被人體所吸收，同時也可以提升維生

素 E 在人體內的生物活性。[附83]

天然維生素 E 是一個複雜的、脂溶性的化學結構，包含存在於植物葉子與種子中的 α、β、γ、δ 生育醇以及生育三烯酚。天然維生素 E 不但是強大的抗氧化劑與自由基捕捉劑，也能調節免疫系統功能，對生命來說至關重要。它的功效比起人工合成的維生素 E 補充劑來得更為強大，因為後者一般只含有一種或兩種的維生素 E 異構物。將芝麻籽中各式各樣的維生素 E 與營養補充品中的維生素 E 相比較，就好比拿真馬比玩具馬一樣，差別極大。芝麻素是一種芝麻木酚素，能夠改善停經後的荷爾蒙狀態、提升體內細胞抗氧化劑的活性、同時減少罹患乳癌的風險並降低膽固醇。[附84]

能打造出超級免疫力的最佳超級食物

羽衣甘藍／寬葉羽衣甘藍／芥菜

芝麻菜／水田芥

綠色生菜與高麗菜

花椰菜和抱子甘藍

胡蘿蔔與番茄

洋蔥跟大蒜

菇類

石榴

莓果（各種種類）

種子（亞麻籽、奇亞籽、芝麻籽、葵花籽）

微量營養素革命

　　我們有機會透過所攝取的食物來獲得良好的健康。堅果與種子、莓果、石榴中所含的強大化合物具有卓越的保護力，當它們搭配綠色蔬菜、菇類和洋蔥一起食用時，這樣的組合就會產生超級免疫力，可以提供能量給人體基因組中本具的神奇自我療癒與自我保護的功能。同時攝取這些化合物比起單獨攝取其中一種來得更為有效，就算單一化合物攝入量很高也是一樣。因為各類化合物會共同作用，提供能量給體內一系列的機制以預防細胞損傷，並且殺死無法適當進行自我修復的細胞，以免它們之後對人體產生危害。

　　這類植物營養飲食法是在飲食中混合了保護力最強大的食物，此種方法是純天然且沒有毒性的，可以預防許多人類悲劇的產生——不只是加速免疫系統對抗感染與癌症的效率，同時也能預防心臟病發、中風和失智症。未來還會需要更多資金贊助與支持來進行接下來的一系列研究，來探討超級食物組合對人體所產生的功效。若此類研究獲得支持，我們就肯定能夠找出更多各式各樣富含高微量營養素的超級食物，並且在對抗嚴重的健康問題上提供各種可能的療法。

　　就每一種超級食物而言，只要攝入中等分量就能提供很大的好處。然而，就像我們之前所提到的，我認為且建議大家要吃非常大量的超級食物，而且要在飲食中兼顧各個種類（或至少吃到大部分的種類）。透過多吃能增強免疫系統與抗癌的食物，我們就能打造出超級免疫力。以下是記住重要食物種類的一個口訣：

> ### 綠豆蔥菇莓種
>
> 綠色蔬菜、豆類、洋蔥、菇類、莓果、種子
> 綠色蔬菜、豆類、洋蔥、菇類、莓果、種子
> 綠色蔬菜、豆類、洋蔥、菇類、莓果、種子

　　營養科學提供了我們前所未有的機會，若我們能將科學知識付諸實行，就能在人類歷史上活出更健康、更長壽的新篇章。我們正生活在一個各類科學進步神速的時代，但科學本身卻是一把雙面刃，可以治癒我們也可以摧毀我們；可以回答問題，也能夠製造問題。我希望各位能學會如何利用現代進步的科學來替整體人類創造益處，並且保護我們的自然環境不受化學與物理的摧殘。很顯然地，我們的健康取決於地球是否健康，同時也仰賴地球能持續供應我們天然、純淨的健康食物。

　　然而許多人即便眼前擺滿了證據，卻也還是選擇拒絕接受新科學。本書可能會受到一些地位崇高的權威人士所攻擊，因為利益競爭是他們賴以生存的方式，因此他們會推廣「娛樂性」食物、藥品、醫學科技等。有太多人錯以為權威即為真理：他們沒有進行客觀的事實查核，便接受了位高權重的人所給出的意見，不論好壞都照單全收。許多醫生時時刻刻都為此感到十分罪惡，他們接受了著名醫學雜誌提供給他們的研究結果，但這些研究實驗卻是由意圖推廣自身產品的藥廠所進行的，雖然如此，許多醫生卻還是沒有足夠的意識去發現這些研究計畫本身偏頗的立場。因此為了幫助自己、家人、鄰居、國家、以及地球上所有的生

靈同伴，我們必須要夠培養出一種尊重珍貴自然界價值的心態，因此才能種植出最佳的天然食物，守護自己寶貴的健康。

第四章

必須知道的感冒與流感知識

　　普通感冒目前仍舊是社會極大的負擔，會讓人們受苦以及造成經濟損失。

　　普通感冒與流感以及超過 95% 的各種急性疾病都是由病毒所引起的。我之所以提這一點主要是因為感冒與流感最大的問題不是疾病本身，而是我們試圖治療疾病時所採用的種種方法。常常這些所謂的解決方法反而會對我們的免疫系統造成重大負荷、延長病程，或是將感冒跟流感轉為更嚴重的疾病，甚至可能危害到我們的生命。

　　如今人人都應該曉得抗生素無法殺死病毒，也不能幫助病人快點從病毒性疾病中復原。但還是有超過 90% 不恰當使用抗生素（也就是開立抗生素來治療病毒性疾病），沒錯，這樣的比率竟高達 90% ！長期以來醫生總是一次又一次地開抗生素給得到感冒或支氣管炎的病人，但引起這些疾病的都是病毒而非細菌。[附85] 在一項研究中指出，美國有超過一半以上的病人感冒去看醫生後會獲得抗生素處方[附86]，這種使用抗生素的方式不但不正確而且還十分危險。

　　普通感冒是由多種病毒入侵所引起的，主要的入侵者是所謂的鼻病毒，但其他的包括冠狀病毒、副流感病毒、呼吸道融合病毒、腺病毒、

伊科病毒、以及克沙奇病毒也都會引起感冒。一般來說，會得到普通感冒是由於碰觸到了受污染的物體或是與患者握過手，然後再去摸自己的眼、鼻、口而受到感染的。

而另一方面，流感則是由三種流感病毒所引起的：A、B 或 C 型。主要是當未感染者與正在打噴嚏或咳嗽的感染者靠得太近，吸入病毒而受到感染。

絕大多數的喉嚨痛（咽喉炎）、鼻塞和流鼻涕（鼻竇炎）與嚴重咳嗽（支氣管炎）都是由病毒所造成。眾所皆知抗生素對改善這些情況毫無幫助，只有在相對少見的個案上有用，例如得到支氣管炎的吸菸者，或是戒了菸但有肺部疾病的患者，因其受感染後容易使得細菌過度增長[附87]。在美國，濫用抗生素會讓醫療體系每年額外花費數十億美元的成本。

對患者來說，常常搞不清楚的是感冒與流感症狀中鼻涕和痰的顏色：許多人認為黃色或綠色的痰跟鼻涕就代表是受到細菌感染（因此需要服用抗生素來治療）。以下這一點很重要：研究已顯示病人就算有綠痰或是濃痰，也不會因為服用了抗生素就好轉[附88]。這是因為痰的顏色並非細菌感染的指標，病毒病原體也會造成濃黃或是綠色的痰跟鼻涕。

所以當你感冒了、發燒、喉嚨痛、肌肉痠痛、鼻塞、咳出黃色或是綠色的痰時，使用藥物治療是沒有根據、也沒有科學數據支持的。事實上，藥物不會幫助你好得更快，也無法預防進一步的併發症產生。

除了效果不彰之外，也有其他令人信服的理由來告訴你應該避免使用抗生素。抗生素實際上會延長你的病程——而且更慘的是，它們會讓你在未來得到更嚴重的疾病。問題就在於當你生病時，身體會變得非常

不舒服，因此我們會想要找尋解決辦法。這是人類的天性：沒人想要體會糟透了的感覺，而且我們的生活如此忙碌，還有很多事情等著我們去處理；因此我們跑去藥局，或是採取更糟的選項——跑去看醫生——只為了服用更強大的藥物以緩解症狀。

　　但很不幸的，大部分的醫生似乎也願意順應潮流，擔任「救世主」角色來滿足病人的期望，然而事實上他們所開立的抗生素處方不但沒有幫助，反而還有可能傷害病人的長期健康。因為藥物不良反應而住院的人數逐漸增加，每年要花費美國醫療體系數十億美元的成本，每一年也有超過 14 萬人因為嚴重的抗生素反應而被送進急診室，這不僅僅是要付出巨大的財務成本，同時對人體也會有嚴重甚至危及生命的悲慘影響[附89]。因藥物不良反應而住院的病患中抗生素不良反應幾乎佔了 25%。[附90]

　　若這還不足以讓你對於抗生素的不當使用產生質疑，想想抗生素會致癌這件事吧。目前針對非何杰金氏淋巴瘤的風險與治療所進行過最大的病例對照研究中顯示，若孩童時代使用超過 10 次以上的抗生素，罹患非何杰金氏淋巴瘤的可能性將會提高 80%[附91]。其他探討相同議題的研究也指出服用抗生素處方的次數越多，罹患癌症的機率就越高，包括罹患乳癌的機率也會提升[附92]。研究人員發現延長使用抗生素的累積天數以及增加開出抗生素處方的次數，罹患乳癌的風險也會隨著比例增長，最常使用抗生素的患者（服用了 26 到 50 次抗生素處方的女性）比起對照組的女性，罹患乳癌的機率上升了 1 倍。

　　抗生素是孕婦最常服用的藥物之一，有一項新研究提出有力的證明，指出孕期間使用抗生素與先天性疾病有關。女性在孕期間若曾服用過 2 到 4 次的磺胺類藥物與呋喃妥因（常用來治療尿道感染），就比較

有可能生出具有先天性心臟病的寶寶[附93]。而最常使用的盤尼西林、紅霉素、頭孢菌素則都分別與至少一種先天性疾病有關。大家也都知道，在嬰兒出生的頭一年使用抗生素會在長大後引發氣喘、過敏的問題[附94]，但竟然還是有一半以上的零歲嬰兒獲得了抗生素處方！

抗生素是具有風險的藥物，應該被保留來治療嚴重的細菌感染（使用過程也需要詳細記錄），例如那些若不治療會嚴重威脅到病人健康的感染情況。我們有強大的免疫系統，在擁有良好營養補給的時候，不用藥物協助也能自己從中等程度的感染中恢復。別忘了綜觀而論：儘管大多數都是針對不適合的病情在開立及服用抗生素處方，但我們若能好好攝取優良的營養、提升對抗感染的免疫力，那就根本不會有所謂適合的病情出現了。

抗生素的風險包括腹瀉、消化不良、酵母菌過度增長、抑制骨髓造血、癲癇發作、腎臟損壞、嚴重出血性結腸炎以及致命的過敏反應。除此之外，每一位服藥的患者，所服用的抗生素也會殺死消化道中有助於消化的一系列益菌。抗生素會殺死「壞」菌，像是那些讓感染更加嚴重的細菌，但同時也一併去除了在消化道中對人體有益的「好」菌，這些好菌能保護你未來免於生病。然而只要採取一次的抗生素療程，就能破壞人體內的細菌平衡，而且需要花一年以上的時間才能使其恢復原狀。

上述這些都是個人需承擔的後果，但抗生素濫用同時也會產生社會性的後果。在過去幾十年間濫用抗生素的情況導致了近期出現越來越多對抗生素產生抗藥性的致命細菌株。在不需要卻還是過度開立抗生素處方的情況下，當我們需要使用抗生素時，反而會發現藥物的效果不彰。

這些事實都是有紀錄可循的，但卻還是有很多人沒意識到抗生素的

危險性，或是意識到了卻仍舊毫不關心。在接下來的幾頁，我將會介紹許多藥物以及非藥物的感冒與流感療法，並解釋什麼有效、什麼沒效。你將會發現原來有非常多迷思與理論流傳在我們的周圍。

但同時你也會發覺我們的健康狀態不用再像雲霄飛車一樣忽上忽下了，打造超級免疫力能夠幫助我們在第一時間預防感冒與流感，若真的非常罕見地生了病，我所推薦的方法也能夠讓你快速痊癒，這些都是真正受證實過的有效方法，以下提供給各位參考。

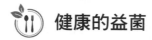 健康的益菌

考量到一般來說，當醫生開出抗生素處方後，大家都會很聽話地立刻服用，因此讓我們先快速繞到健康益菌這個主題。釐清了一些事實之後，或許你就沒有那麼想服用那些對細菌格殺無論的藥物了。

細菌佔了人類糞便乾重的三分之一以上，主要是那些忙著分解食物的細菌。數百種不同種類的「好」菌都對我們的健康來說十分重要，它們有許多功用，其中包含了分解纖維、產生特定的維生素（例如維生素 B 和 K）以及其他營養物質。這些能促進健康的細菌叫做「益生菌」，一般來說是存在於人體的消化道當中。神奇的是，腸道細菌細胞約佔了人體細胞總數的 95%，對我們免疫系統的健康狀況來說至關重要。

免疫系統 70% 都是位於消化道當中，消化道中的菌叢（細菌群）組成了複雜的生態系，可以被視為是身體內的一個器官，這些微生物大大影響了我們的健康與存活。某些正常的新陳代謝功能與酶的活性都要

歸功於菌叢的因素，它們在代謝營養素、維生素、藥物、內源激素、致癌物上扮演著十分重要的角色；同時也能合成脂肪酸、防止病原體移生、以及調節正常的免疫反應。

舉例來說，這些益生菌叢能製造出短鏈脂肪酸（包括硫辛酸與丁酸鹽）以及其他具抗氧化與提升免疫功能的營養素。腸道細菌除了能進行這些有益健康的活動，讓身體功能可以更有效率地運作之外，也能分泌抗細菌的物質，來保護你的身體不受致病細菌的入侵；換句話說，有益健康的好菌會排擠並預防病原體的發展，以免病原體入侵引發細菌性疾病。而專家也認為擁有大量益生菌能有效預防結直腸癌。

當你的飲食習慣非常健康、富含營養素、以植物為主食的話，就能促進更多種類的益生菌生長。不健康的飲食不但缺乏這些保護力強大的細菌，反而還會促進那些危害健康的微生物在體內滋長。

倘若你反覆服用抗生素，便會進一步消滅掉能保護你免於「有害」細菌入侵的那些益生菌；除此之外，這些「有害」細菌也會變得更具有抗藥性（也就是下次會變得更難被抗生素殺死）。每服用一次抗生素，就會有超過100種不同的腸道益生菌消失，等於給了致病微生物一個機會，讓它們能大肆繁殖以填補反覆服用抗生素所清出來的空間。

以下是腸道菌叢（益生菌）最重要的幾項功能：

1. 分解食物、幫助消化。

2. 製造身體需要用到的維生素、短鏈脂肪酸與蛋白質。

3. 保護身體不讓病原體跟酵母菌過度增長。

4. 強化免疫功能。

5. 創造有益的營養素來防止體重增加。

另一方面，若我們的益生菌數太低，以下是病原細菌與酵母菌會入侵人體，對身體產生的有害影響：

1. 產生有毒物質，包括致癌物質。
2. 窩藏一群入侵人體的細菌，在未來造成嚴重的感染。
3. 造成消化不良。
4. 破壞免疫系統功能、增加罹患自體發炎疾病的風險。
5. 增加體重。

關注健康訊息的人都知道致命細菌對每個人的威脅都越來越大。幾乎每一週都會出現新的抗生素抗藥性細菌，危害到我們的社群。每年有超過 10 萬人遭受院內型抗生素抗藥性細菌所感染，因而導致死亡。

如前所述，抗生素只是問題的一部分。它們會讓細菌變異速度相對加快以發展出抗藥性。然後這些具抗藥性的細菌則會將遺傳物質傳遞給其他不具抗藥性的細菌，讓它們也產生出抗藥性。

讓我們來看看抗藥性是如何產生的。人體接觸到抗生素後，抗生素便會殺死所有敏感性細菌，但有幾種非敏感性的細菌卻存活了下來並進行大量自我複製。在它們複製的過程中，一部分的基因序列（包括有關它們如何擊敗特定抗生素的資訊）會被散佈到周圍的環境當中。細菌還可以一次攜帶多種基因序列，提供各種不同的細菌這些抗藥性資訊。接著細菌會將這些具抗藥性的基因以「質體」的方式整組釋出，傳到其他

細菌身上。就如同細菌接種了能抵禦抗生素的疫苗，因而打造出了具抗藥性的超級細菌，並且散播到人體的各個部位。

長期反覆服用抗生素便會埋下重複感染的種子，也可能會因為之後細菌的毒性增強，讓原先的小毛病轉變為嚴重的大病。若你在不該使用抗生素時使用了它，那你便會增加自己之後得到感染，真的必須得使用抗生素的機率。但問題就在於到了此時，若真的需要使用抗生素來治療某種嚴重的致命感染，像是細菌性肺炎的時候，卻非常有可能抗生素對你已經不管用了。

每天都有人死於原本很容易就能被抗生素所治好的感染。如今微生物會產生抗藥性，主要是由於濫用抗生素治療病毒性疾病的結果。事實上，與錯將抗生素用於病毒感染的情況相比，將抗生素正確地使用在嚴重細菌感染的案例反倒相對罕見。之後我們也會回顧一些需要、也應該用到抗生素來治療的細菌感染，但請記得這類情況目前是非常少見的。

在我們繼續回顧目前感冒與流感的治療方法前，很重要的一點是我們必須停下來評估一下目前有什麼好消息：我們絕對有能力保持自己的身體健康，只要做出對的選擇，便可以大幅提升自我免疫力，我們可以從今天就開始執行，並且幾乎立刻就能看到強大且持久的效果。

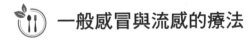 一般感冒與流感的療法

許多人會得到感冒、支氣管炎（惡寒加咳嗽）、鼻竇炎（惡寒加鼻塞）、咽喉炎（惡寒加喉嚨痛），此時他們就會去藥房買成藥或是用一

些替代療法來舒緩症狀。在此提醒一點，使用醫學名稱如鼻竇炎或是支氣管炎來稱呼，不代表就可以名正言順地使用抗生素或其他藥物，這些仍然是病毒所引起的疾病。

　　而且大多數能有一定程度症狀舒緩的療法其實都是具有風險與毒性的，相較之下，根本不值得為了它們所提供的小小幫助而去冒此風險。這些療法著重於症狀舒緩（例如咳嗽、鼻塞），但雖說症狀緩解了，病程卻反而被拉得更長。感冒與流感成藥效用也不大（只能非常短暫地減輕症狀）而且都有嚴重的風險存在。

　　我們生病時感受到的症狀是身體自我療癒與保護的措施，越是壓制這些症狀，常常反而會延長病程。退燒藥、鼻塞藥、鎮咳劑等類似的藥物都是如此。

　　那我們該如何舒緩症狀呢？答案是我們沒有要舒緩症狀，而是要提供身體所需的能量來讓它完成自我修復。這就代表要多休息、吃得好、讓身體的免疫功能可以在不受干擾的情況下運作。

　　下面所列的是一些最常見的感冒與流感療法，以及它們的預期效果與副作用：

▎咳嗽藥

　　右美沙芬是很常見的止咳劑，這是奈奎爾（NyQuil）、諾比舒冒、治敏泰等許多感冒與咳嗽成藥中的主成分。儘管使用廣泛，效用卻不彰，事實上近期一項針對孩童的安慰劑對照實驗中顯示晚上服藥的孩子咳嗽症狀也沒有減緩，但卻因為藥物導致失眠所以睡眠品質反而更糟[附95]。

專家也證實可待因（Codeine）對於一般感冒引起的咳嗽效果並不顯著。儘管目前受到廣泛使用的氫可酮（一種麻醉藥）對於抑制咳嗽有些許效果，但用於治療感冒這一點卻沒有獲得適當的評估，而且可能還會引起嚴重的副作用。

我在醫學院時學到說這些止咳劑無效是件好事，若它們有效的話那麻煩可就大了。正如我們之前提到的，會出現咳嗽症狀是有原因的：能將痰液、死掉的細胞和病毒顆粒一起往上移，防止痰液往下沈積堵住呼吸道。若止咳劑能真能有效遏止咳嗽功能的話，病毒性疾病就會轉變為病程更長且更嚴重的疾病，例如細菌性肺炎。

▍抗組織胺藥物

一項考科藍研究分析了 35 個用抗組織胺藥物治療感冒與病毒性疾病的對照試驗，結果指出沒有證據顯示抗組織胺藥物能明顯改善普通感冒，不過卻會讓病人嗜睡[附96]。

抗組織胺藥物、結合抗組織胺／解鼻充血劑的療法、甚至是局部鼻噴劑都能適度改善成人的症狀；然而它們並不能使病人恢復得更快，而我們必須要衡量潛在的副作用，而非只看到這些微小的好處[附97]。一般的副作用包括頭痛、胃部不適、便秘、心跳加快、虛弱、頭暈、排尿困難、呼吸困難、甚至焦慮。許多服藥的患者都認為這些副作用是來自於感染，而非藥物所引起的，新出來的非鎮靜性抗組胺藥物會將這些特殊副作用減到最低，但無論如何，它們在治療咳嗽上面都是沒有效果的。

我建議只有在失眠、以及晚上醒著卻很不舒服時才使用抗組織胺藥物。

▌布洛芬（莫痛寧、安舒疼）與阿斯匹靈

　　一般來說，藥物可以舒緩一小部分發燒時的不適感，但卻無法加快復原的過程。說實在的，吃藥來退燒還可能會延長病程[附98]。當我們得到病毒性疾病以及傳染病時，發燒反而是件好事，能夠加速白血球吞噬並殺死病毒與受病毒感染的細胞。發燒代表身體正在積極對抗感染，但當我們用藥物來抑制發燒時，卻反倒降低了身體對抗疾病的能力，事實上從動物實驗中，我們可以看到當體溫升高時病毒「量」會隨之下降。服用解熱藥物（退燒藥）也會延長「消滅」病毒的時間，意味著我們具傳染力的時程也會被拉得更長，可能還會將疾病傳染給別人[附99]。最重要的是，根據一項雙盲、安慰劑對照試驗顯示，服用越多這類藥物，病情反而會變得越糟，而病程也會拖得更久[附100]。使用阿斯匹靈和乙醯胺酚會抑制抗體中和反應，並且增加鼻部症狀與感染現象。

　　當然若晚上很不舒服、睡不著覺的話可以吃一點布洛芬，但應少用為是。

美國兒科學會（American Academy of Pediatrics，簡稱 AAP）：避免使用退燒藥

　　儘管孩子正在發高燒，AAP 也不建議你給孩子吃解熱藥物（退燒藥），AAP 的網站敘述如下：

　　發燒一般不需要用任何藥物治療，除非你的孩子很不舒服或曾有熱痙攣的病史。發燒是幫助孩子對抗感染很重要的一環，除非你的孩子曾發生過熱痙攣或是有慢性病，不然發高燒本身並不危險也

不嚴重。而且就算你的小孩曾有熱痙攣病史，你給他們吃退燒藥也還是有可能會出現這類痙攣的現象。若他吃得好、睡得好也還能玩耍的話，他可能根本不需要任何的治療。

▌乙醯胺酚（泰諾）

乙醯胺酚的毒性比布洛芬重，而且效果只能維持 4 到 5 個小時。就算是遵照用藥指示也可能導致肝臟受損，但大部分記錄在案的肝功能衰竭與死亡案例都是因為醫生誤給或自己誤服了較高劑量的關係。若患者因病而吃不下東西、或是有嘔吐或脫水的情況，乙醯胺酚會大幅增加肝中毒的可能性。

乙醯胺酚是導致孩童死亡的一個重要原因，部分由於它是水果口味感冒藥中的常見成分。若小孩多拿了一些感冒藥來吃就很可能會把自己置於險境，由於現在不同藥物產品給藥間隔與配方各有不同，因此大幅增加了嬰兒與孩童乙醯胺酚過量的風險。許多關心孩子的家長會在不知情的狀況下，因為不了解或是沒有遵守劑量建議而讓孩子用藥過量，有時甚至會導致孩童死亡。

對健康的成人來說，即便是每天 4 公克的劑量（通常相當於 8 顆強效型藥丸）也會導致肝功能異常；而低一點、較為標準的劑量則會造成消化道問題。乙醯胺酚也被證實會增加重大心血管疾病的發病率：心臟病發、鬱血性心臟衰竭、中風。所有病人（特別是孩童患者的父母）都應該受到警告要小心使用乙醯胺酚，並被告知過量用藥後可能產生的嚴重風險，具有此種潛在毒性的藥物沒必要出現在我們的家中。

▎雞湯

雞湯對普通感冒或是其他病毒性感染幾乎毫無療效；不過大量喝熱湯或許能夠暫時舒緩鼻部症狀。雞湯絕對無法縮短感染病程，反而甚至會拉長病程，因為喝湯會抑制流鼻涕與咳痰的情況與白血球的移動[附101]。

總而言之，關於生病時的飲食，最重要的一點就是要吃得清淡且避免需要消化的動物性製品（像是雞湯），換句話說就是放棄雞湯改喝蔬菜湯吧。（請見第 231 頁開始的湯類食譜。）

▎空氣加濕器或蒸氣吸入法

使用噴霧器或是空氣加濕器也無法幫助患者從病中康復。研究顯示這些作法對抑制哮吼的喘鳴聲或是咳嗽毫無作用，也不能緩解感冒症狀或加速病患康復[附102]。

▎多喝水

「多喝水」是一個耳熟能詳的建議，幾乎所有專業醫護人員與家庭成員都會建議生病的人多喝水。但意外地（有鑑於此項建議的普遍性）這並沒有任何科學根據。當然預防脫水導致呼吸道粘膜表面變乾是一件很重要的事，特別是當產生腹瀉、嘔吐與高燒等水分流失的情況時尤其需要補水，然而喝水過量（超過需要補充回來的水分）也沒有特別的好處，沒有證據顯示泡在多餘的水裡可以提高對病毒感染的抵抗力或是加速康復的過程。

簡而言之，目前沒有科學證據支持說就算病患不渴也得在罹患急性呼吸道感染時增加喝水量。相反的，某些非實驗性（觀察性）的研究報告

中指出，在罹患急性呼吸道感染時增加喝水量可能反而會造成傷害[附103]。除了補充流失的水分之外，喝過多的水可能會導致負面的後果，這裡的關鍵在於不要過度增加身體的負擔，要求身體去做多餘的事情。

▍沖洗鼻腔

每天用生理食鹽水沖洗鼻竇可能會為那些有慢性鼻竇感染的患者帶來一定程度的症狀改善[附104]。但在一項針對所有以沖洗鼻腔來治療急性病毒感染和普通感冒的研究分析中發現，實驗組與對照組之間結果並沒有任何不同[附105]。這就代表將水擠進你孩子的鼻腔這個難受的療法，也不會減少併發症產生或是加速症狀緩解。

▍順勢療法

順勢療法（或稱順勢醫學）是兩百年前在德國發展起來的。順勢療法的中心原則就是「相似」或著「以同治同；以毒攻毒」，指的是一種疾病可以被能產生與此疾病症狀、情況類似的有毒物質所治癒。順勢療法一旦確認了「相似物」，就會將其稀釋成幾乎偵測不到原始物質為何的產品，並將其當做藥物來治療疾病。有人認為順勢療法之所以有療效是由於該物質擁有「振動頻率記憶」的關係。

順勢療法的發展是基於毫無一致性的理論，並且混入了現代化學與物理的原理。如今我們也對於所謂的安慰劑效應有了更多的了解，也明白在評估一種療法是否具有療效時，進行雙盲試驗有多麼重要。

今天「順勢療法」這一詞被當做行銷工具，用來販賣與傳統順勢療法原理毫無相似之處的藥草與營養產品。在販售健康食物的商店中，順

勢療法已經被轉換為行銷詞彙，不具有任何實質意義了。

　　市面上可以看見一些正宗的順勢療法藥方被當做感冒與流感藥物來銷售，而以此目的所推出的藥品中，最常見的其中一個就是歐斯洛可舒能。2006 年考科藍就針對此藥方進行了一項文獻回顧研究，包括三項預防試驗以及四項治療試驗，而研究結果則發現該藥方無法預防感染，也對症狀持續時間沒有任何顯著影響[附106]。

維生素 C

　　六十年來，維生素 C（抗壞血酸）在預防及治療普通感冒上所扮演的角色一直是具有爭議性的話題。但市面上仍廣泛販售維生素 C，並且將其當做預防及治療性藥物來使用。考科藍針對包含了 11,000 名成人的 30 組隨機試驗進行了一項系統性文獻回顧，研究結論指出以補充維生素 C（每天 200 毫克以上）來預防疾病沒有辦法降低大部分成人上呼吸道感染的發病率。

　　雖然維生素 C 無法降低一般大眾得到普通感冒的機率，但或許在營養不良或是壓力較大的特定群體中還是能發揮一些價值；也就是說當這些人的生菜水果攝取量不足時（因此體內維生素 C、其他抗氧化劑與能增加免疫力的植化素含量很低），吃維生素 C 可能會提高一些保護力，特別是當這些人在身體或情緒方面感到壓力很大的時候特別有效。而對於那些已經從生菜水果裡頭攝取到足夠維生素 C 的人來說，額外多吃維生素 C 則不會有什麼幫助。

　　除此之外，也沒有證據顯示你一旦生病了維生素 C 能對你的病情產生任何幫助。考科藍將大量關於此主題的研究集合在一起進行了綜合

分析，發現一旦症狀開始顯現，維生素 C 與安慰劑相比並之下沒有特別有療效[附107]。同樣地，研究人員也沒有發現維生素 C 對於生病的天數或是症狀的嚴重度有任何影響。

我對於營養不良者吃維生素 C 來預防疾病的看法非常簡潔明瞭——改成多吃富含維生素 C 以及其他有益營養素的食物，不要浪費錢去買維生素 C 營養補充品。市面上有許多人將含有維生素及藥草的營養補充品當做感冒藥來販售，千萬不要受騙上當。就是因為有廠商宣稱其具有療效，但卻沒有實際的數據支持，才會使得廣告不實的官司接連發生。隨時保持自己的健康以及對疾病的抵抗力，這樣一來你就不用在生病時去到處尋求神奇仙丹了。

▌紫錐花

在針對兒童或成人使用紫錐花（Echinacea）的大量研究中，沒有任何證據顯示其對於緩解感冒症狀或是縮短病程有任何效果[附108]。在某些研究中，若一整個冬天都服用此種藥草的話可以有效降低病毒性感染的機率，但是在品質更好、規模更大的研究當中，此一結果卻不具有一致性，因此紫錐花的潛在益處並沒有像報告中所說的那麼有效[附109]。當然紫錐花雖然並非是打造免疫力、免於受到感染的主要基石，但還是可以用來預防冬天得到感冒與流感。

同樣地，其他常被建議來治療病毒性感染的藥草，例如穿心蓮、人參、黃耆、北美黃蓮、杜松和天竺葵……或許也有些微的免疫增強效用，或是輕微的抗組織胺效果可以緩解症狀。然而，由於數據有限，無法證明這些藥草具有大幅縮短病程或是抵抗感染的能力。

大多數自然或是民間療法都沒有經過嚴格的對照試驗，而經過測試的那些療法，研究結果通常都是好壞參半。請各位務必要小心，不要過度使用上述的任何一種方法。

▌大蒜

大蒜是用來預防及治療感冒常見的食材與民間藥方，然而目前還是沒有足夠的臨床試驗證據顯示大蒜在預防或治療感冒上面具有功效。確實有一項單一試驗認為大蒜可以預防普通感冒的發生，但還需要更多研究才能驗證這項發現。其他研究則沒有顯示出大蒜在治療普通感冒上有所成效，甚至還指出宣稱大蒜有療效的研究大部分證據品質都不佳[附110]。

但這並不意味著大蒜沒有用，就像我們之前所看到的，大蒜和洋蔥都是能提升免疫力的食物。它們可能無法迅速改變你的免疫功能，無法讓你在快到在生病時一吃就能產生立竿見影的效果。但多吃這一類食物的確有助於打造超級免疫力。

我的建議：一年四季不論有沒有生病都還是要吃洋蔥跟大蒜。

▌白藜蘆醇

白藜蘆醇（Resveratrol）是一種植化素化合物，存在於紅葡萄、莓果與花生的皮上，似乎有抑制發炎與抗人類老化的效果；然而還未有長期的人類臨床試驗報告證實它真的具有療效。

不過確實有一些專家研究過這種受歡迎的植物萃取物在非人類受試者身上所產生的影響。研究中指出白藜蘆醇可以延長蠕蟲、果蠅以及酵母菌的生命並減緩它們的老化速度；在齧齒動物的實驗中也發現到白藜

蘆醇具有抗癌的效果[附111]。除此之外，白藜蘆醇也能夠阻止人類癌細胞增生，並且在一項人類對照試驗中發現，在吃完高脂肪大餐後服用白藜蘆醇也能夠降低發炎反應[附112]。透過這項研究以及其他的研究，我們似乎能看見白藜蘆醇在對抗人類老化上面具有不錯的潛力，但還不清楚是否其濃縮萃取物做為營養補充品能像昆蟲與動物實驗數據中所表現的那樣，具有如此明顯的效果。但無論如何，目前所收集到的數據顯示是很有希望的。

　　另外，白藜蘆醇似乎也有廣泛的抗病毒功效，而在齧齒動物的實驗中（雖然並非是高品質的人類臨床對照試驗）結果更是令人驚豔。研究顯示白藜蘆醇可以在病毒一開始進入增生週期，就抑制住第一型與第二型單純疱疹病毒（herpes simplex virus，簡稱 HSV）的增長。在老鼠的研究中也發現白藜蘆醇能阻止或降低陰道的 HSV 增生、抑制水痘帶狀疱疹病毒與流感病毒、以及提升多種抗 HIV 藥物的抗 HIV-1 活性。

　　我在這裡建議各位要小心謹慎，但可以抱持希望。既然白藜蘆醇及其相關的化合物有這麼多潛在的益處，能從多種角度保護身體抵抗癌症：包括抑制血管新生、去除致癌物活性來預防腫瘤產生等[附113]，我想白藜蘆醇確實具備有益健康的潛力，未來也很可能會變成一種重要的營養補充品，因為它不僅能夠預防疾病，同時也能提供已診斷罹癌的患者一些幫助。多吃各色水果與莓果也能讓我們獲得此種化合物，若你的免疫力不佳或容易得到感染，可以考慮多多補充白藜蘆醇。

▍鋅

　　鋅是一種重要的礦物質，在免疫功能中扮演了非常重要的角色，許

多人都落在缺乏此種營養素的邊緣。鋅的推薦攝入量為每天 15 毫克，有些人沒有在吃營養補充品或是富含鋅的食物，特別是沒有每天吃海鮮跟肉類的純素食、素食或是彈性素食者，這個推薦量就難以達成。

皆乏鋅會造成抗體媒介（體液性）免疫功能與細胞媒介免疫功能失調，因此而增加對傳染病的易感性。有大量的證據顯示經常補充鋅或是刻意多吃富含鋅的食物，可以有效促進免疫力，抵抗傳染病與癌症。

各種研究結果一直以來都明確表明缺乏鋅會增加得到嚴重感染的機率，因此補充鋅是一件有益的事情。

- 補充鋅能降低肺炎發病率與抗生素的使用。
- 補充鋅能將感冒與流感病程縮短一天以上。
- 孕婦多補充鋅能降低嬰兒受到感染的機率。
- 補充鋅可以降低 50% 以上的兒童死亡率。

針對此議題所進行的最大規模且最數量最多的結論性分析（備受推崇的考科藍綜合分析）指出一旦病人得到了感冒或流感，補充鋅可以大幅降低感冒症狀的嚴重度以及病程[附114]。在症狀出現的 24 小時內補充鋅的病人，與沒有補充鋅的患者相比，在第七天仍然有症狀的人數少了一半。此文獻回顧研究發現鋅不只是能縮短病程以及普通感冒症狀的嚴重性，時常補充鋅也可以預防感冒、減少學生請病假天數、以及孩童使用抗生素的數量。在預防感冒上面，比起沒有補充鋅的人，那些至少補充了五個月鋅的人，得到感冒的風險已減低為三分之二。

富含鋅的食物

3 個中等大小的養殖牡蠣、東方牡蠣、煮熟的牡蠣………13 毫克

1 隻煮熟的阿拉斯加帝王蟹腿………10.2 毫克

110 公克的沙朗牛肉（top sirloin）………5.6 毫克

55 公克未去殼的生芝麻籽………4.4 毫克

55 公克生的或烤過的南瓜籽………4.2 毫克

1 杯煮過的赤豆………4.1 毫克

55 公克生松子………3.6 毫克

55 公克生腰果………3.2 毫克

55 公克生葵花籽………2.8 毫克

1 杯煮熟的野生稻米………2.2 毫克

1 杯煮過的剝殼毛豆………2.1 毫克

1 杯煮過的黑豆、腰豆………1.9 毫克

1 杯煮過的香菇………1.9 毫克

1 杯煮過的蠶豆………1.7 毫克

2 杯煮過的花椰菜………1.6 毫克

2 大匙生的中東芝麻醬（Tahini）………1.4 毫克

2 杯煮熟的羽衣甘藍………1.2 毫克

　　總而言之，避免缺乏鋅以及定期補充鋅是較為謹慎的作法。但還是要提醒一下，不論是一年四季或只有生病時才會補充鋅，對於營養充足且體內早已擁有足夠鋅存量的人們來說，補充鋅的效果並不大。但對於飲食中沒有包含足夠種子與豆類的素食者、以及實行低熱量飲食的人們，（若你目前在吃的綜合營養補品中沒有鋅的話）則應該要考慮常

吃含鋅的營養補充品。

維生素 D

維生素 D 十分特別：它比起維生素來說更像是一種荷爾蒙，並且在食物中不容易找到，這就是為何人們常稱它為陽光維生素。幾個世紀以來，人們不斷懷疑冬季日照減少是導致冬天流感等傳染病增加的因素之一。在 2006 年的一項研究中，研究人員讓孩童補充了維生素 D 之後再讓他們接觸流感病毒，發現維生素 D 能降低病毒性呼吸道感染的冬季發病率[附115]。這就代表擁有充足的維生素 D 可以減少病毒感染，因其具有調節免疫力、提升主要免疫機制中的角色包括巨噬細胞、嗜中性白血球、單核球以及自然殺手細胞的功能。這些結果獲得其他研究的支持，顯示維生素 D 含量低的人，得到急性下呼吸道疾病的風險就會增加；除此之外，缺乏維生素 D 也與流感風險提升有關[附116]。很顯然地，避免維生素 D 缺乏是一個較為穩妥的作法，在一年四季維持足夠的維生素 D 含量是打造超級免疫力非常重要的一個部分。

接骨木莓萃取物

接骨木黑莓汁被廣泛用來治療感冒與流感。研究顯示接骨木黑莓萃取物（成人每天 2 ～ 3 大匙，孩童根據年齡不同每天 1 ～ 4 茶匙）可以抑制流感病毒增長、縮短流感症狀的持續時間、並提升對抗病毒的抗體數量[附117]。儘管這些都還是較初步的研究，但其中的證據表明這些莓果是有益的，能增加身體的抵抗力以防範病毒感染——特別是流感病毒[附118]。

接骨木莓中主要的類黃酮成分是花青素、矢車菊素 -3- 葡萄糖苷、

和矢車菊素 -3- 接骨木二糖苷，這些成分都已經被證實能夠提升體內單核球的防禦功能，來對抗被病毒感染的細胞。更有意思的是，接骨木莓已表現出有阻止病毒附著在細胞受體上的功用。若病毒因受阻而無法進到細胞中的話，它就無法自我複製，因此便能減輕感染的嚴重程度。

另外，花青素有紅、紫、黑或藍等顏色，可以在莓果、茄子皮、醋栗與葡萄皮、櫻桃、以及黑米當中發現。花青素也說明了為何酸櫻桃汁之所以具有療效、能幫助緩解發炎症狀的原因。小小的藍黑色接骨木莓是沒有什麼甜味的水果，但若將其濃縮成液態糖漿或是果汁之後，就會獲得色彩鮮豔的高濃度液體，比起直接吃莓果，更能夠讓人體吸收。這是少數幾種安全無毒又具有一些療效的方法。

 ## 複習上述預防與治療所提供的建議

底線在於：雖然水果與蔬菜營養補充劑、綜合維生素以及其他保健食品──甚至是大蒜、維生素 C 或 E──都有可能對於缺乏或吃不多抗氧化劑與植化素的人們有益。但預防疾病最棒、最有效的方法就是常年都攝取全面且足夠的營養（根據本書中對飲食與補充品所提出的建議）。改善飲食比起採用上述特定的感冒療法都還要有效。

幾乎每個家庭都有自己偏好的疾病療法，從喝雞湯、在脖子上戴一圈蒜頭瓣、到戴毛帽等都有，你可能是從母親那裡學到了提升免疫力的方法，而你的母親又是從她的母親那裡學來的。但很遺憾的是，雞湯、蒸汽噴霧氣、熱茶加蜂蜜、以及擦在胸口的難聞藥膏都沒有科學數據佐

證它們的有效性。而且事實上，大多數的這些療法都已經被科學研究給推翻了，針對這些療法，以高品質的安慰劑試驗進行詳細檢查後，絕大多數都沒有顯示其具有明顯療效（但對於那些營養缺乏的人除外）。例如石榴是一種可以打造強健免疫功能的超級食物，長期搭配其他高營養含量的超級食物一起食用可以降低感染的發生率，換句話說就是這些食物能幫助預防疾病。然而石榴以及其他超級食物不該被當做感冒藥來看待；而是應該要將它們當做一種高營養含量食物，多吃就能支持正常的免疫機制運作。

就算是已證實具有效用的維生素 D、接骨木莓跟鋅，都很可能只對體內營養含量欠佳的人們有價值，最終的目的還是要攝取充足的營養，不要在生病時總是想著吃營養補充品。若常年下來每天都攝取 15 毫克的鋅，在開始出現感冒症狀時就只需要增加為 30 毫克就好了。你也可以在生病時試試看益生菌和接骨木莓糖漿。（也讓我知道它們對你是否有效。）

讓我們複習一下我們的發現：

可能會浪費時間的療法	可能有幫助的療法
維生素 C	鋅
雞湯	維生素 D
空氣加濕器	接骨木莓和莓果中的類黃酮
沖洗鼻腔	熱量限制
紫錐花	

最後，生病時請記得以下這幾項重點：

1. 呼吸道黏液呈現綠色或黃色不代表受到了細菌感染。

2. 袪痰劑與止咳藥沒有效用，也不會讓你好得快一點。

3. 補充維生素 C 與多喝水都是沒有幫助的。

4. 使用空氣加濕器以及去蒸汽室也都無法產生效用。

5. 應該避免洗冷水澡來退燒，這種作法只會產生一時的效果，而且發燒本身可以提升免疫攻擊的效力。

6. 避免服用乙醯胺酚和其他退燒藥，若你晚上太不舒服睡不著覺，可以吃點食物配布洛芬。

7. 若病得很嚴重，注意是否出現需要就診的徵兆（請見第二章）。

8. 減少食物的攝入量，並主要以蔬果汁、蔬菜湯、水以及生的沙拉蔬菜為食。

現在我們已經知道得到感冒與流感時什麼療法有效而什麼無效了，讓我們回到飲食面來檢視何為最佳的健康脂肪、碳水化合物與蛋白質吧！你可能將會發現一些另自己感到十分吃驚的事實。

第五章

健康的碳水化合物、脂肪與蛋白質

在營養科學史上最穩定且最受認可的概念就是——高營養、低熱量飲食可以提升抵抗力並延長壽命。以下這個基本原則就是我的健康方程式：

健康＝營養 ÷ 卡路里

這個方程式的意思就是，只要你吃越少每卡營養含量較高的食物、少吃營養密度低的食物時，就能變得更加健康。而要這麼做，首先須避免低營養食物，如白麵包與加工食品，因為白麵包與其他精緻穀物（例如甜早餐穀片）、汽水、甜食、甚至是果汁都會讓你變胖、引發糖尿病、並增加三酸甘油脂以及膽固醇指數，提高罹患心臟病的風險。除此之外，這些低營養含量的加工食品也會抑制免疫功能，提升得到傳染病或癌症的機率。不僅如此，更令人難以置信的是，在 2010 年這些加工食品竟然已經佔了美式標準飲食中 62% 的熱量了。

若你吃進的食物熱量中不含有有益健康的抗氧化劑、維生素、植化素的話，會使得細胞中所堆積的廢棄物越來越多。比方說你常吃白麵包或其他加工食品，但卻沒有同時攝取足夠多來自植物的微量營養素時，身體就無法清除正常細胞所產生的廢棄物。而我們的細胞一旦沒有所需

的原料來使功能正常運作的話，身體就會提早老化，變得更容易感染上疾病。

脂肪、碳水化合物與蛋白質這三種巨量營養素能提供人體熱量。美國人所攝取的熱量確實超過所需，但若飲食中脂肪含量比例太低的話對健康也沒有好處。我通常都刻意不提每種巨量營養素的飲食佔比具體應該是多少，也不建議各位完全不吃脂肪，因為試著要去微觀管理每種熱量來源的精確攝取量，往往反倒會遺漏了人體營養中最關鍵的重點。

人體營養的基本重點就是希望在不吃進多餘熱量的前提下，滿足巨量營養素需求，並在過程中獲得足夠的微量營養素。你可能會感到很訝異，人體可接受的巨量營養素比例其實很廣，因為若脂肪熱量佔總攝取熱量 10% 以下的話其實並不利於健康，而遵守此飲食法的人健康狀態也的確常常出現問題。若脂肪熱量佔總飲食熱量的 15% 或是 30%、常吃富含微量營養素的食物、也沒有攝取過多卡路里的話，就可以被認定為是健康的飲食。低脂肪飲食對於預防和治療疾病都是毫無幫助的。

沒有證據顯示若飲食中所攝取的熱量相同，但脂肪比例較少的話，對於預防或治療心臟病和其他疾病會有所幫助。一些針對飲食中脂肪攝取量百分比的比較研究報告也表明說，影響飲食有益程度的並非是脂肪攝取量的多寡，而是一些其他更關鍵的因素。

雖然脂肪比例不會影響你的飲食品質，但各色蔬果的數量卻可以。要達到植化素及其他微量營養素的理想數量，你每天都得吃非常多的綠色蔬菜才行。一般來說，你能依照飲食中所含的各色蔬果比例來衡量該

飲食的營養程度為何。當你攝取大量蔬果，特別是綠色蔬菜時，你便能用少少的熱量滿足身體對於纖維素及微量營養素的需求。若要達成均衡飲食並滿足熱量需求的話，則是可以選擇各種其他食物，最好包括其他含有足夠微量營養素的食物，如此一來當你攝取更多綠色與其他各色蔬菜、更多水果、豆類、堅果與種子時，低營養程度的食物自然而然就會吃比較少，也就代表你會攝取更少動物製品與加工食品，同時吃進更少的油、白麵包、馬鈴薯以及米飯。

有了這一項知識基礎後，現在讓我們來更仔細地討論一下碳水化合物、脂肪、以及蛋白質吧。

 ## 並非所有碳水化合物都是相等的

確實大部分的人都知道野生藍莓、草莓或椰菜花都是充滿營養的碳水化合物，特別是相比棒棒糖或一片白麵包來說，營養尤為豐富。但是天然、健康的碳水化合物不只是擁有較多的微量營養素而已，它們還含有大量稱為抗性澱粉的纖維質，兩者都會讓食物的升糖指數（將食物轉換為糖的速度）以及熱量密度保持在較低的程度。抗性澱粉就如同纖維一樣耐消化，不會分解為葡萄糖或是其他簡單醣類，能促進消化道中的益生菌或是植化素生長，這些益生菌會將抗性澱粉分解成較有益的化合物，提升我們的免疫系統功能，並減少罹癌風險[附119]。

所以最健康的澱粉是那些富含纖維的天然食物，通常沒有太多熱量可以被身體吸收，但所吸收進去的每 1 卡卻都能給我們大量的微量營養

素，而並非只是將葡萄糖注入到人體系統中而已。

前面提到的升糖指數（glycemic index，簡稱 GI）代表某食物中，固定克數的碳水化合物對血糖的影響，評分標準為 1 到 100。升糖負荷（glycemic load，簡稱 GL）的評分方式也十分類似，但一般認為後者更有意義，因為它會考量到每種食物在一般分量下含有多少碳水化合物，而不是以固定的碳水化合物克數來計算而已。若飲食中含有大量的高 GL 食物，則糖尿病、心臟病、多種癌症與整體慢性疾病的風險也會隨之增加[附120]。這就代表吃很多貝果、即食早餐穀片、通心粉、馬鈴薯、甜點和零食不光是會讓你增肥而已，同時也會增加罹癌機率。但這並不代表你完全不能碰高 GL 的食物，而是這些食物在你的飲食當中只能佔非常小的一部分，而你所攝入的碳水化合物大部分都應該來自低 GL 的食物，像是豆類、蔬菜和莓果。

充滿碳水化合物的植物性食物在營養上有層級之分。一般來說豆類、澱粉類蔬菜、全穀物、以及某些其他天然的營養食物，都是我最重點強調、推薦的食物。不光是因為它們的血糖評分表現較好，也是由於它們富含微量營養素、纖維、以及抗性澱粉的關係。很有意思的是，高碳水化合物的植物性食物，其微量營養素的密度與纖維和抗性澱粉的含量一樣多。

然而不論這些天然碳水化合物的相對優點有多少，一旦經過加工處理，這些優點全部就都會消失不見了，由磨細的麵粉加上果汁來增加甜味的早餐穀片就是一個很好的例子，當食物經過此道加工處理後，便會擁有很高的血糖效應，並失去大部分的微量營養素。

常見植物類食物的升糖指數（GI）以及升糖負荷（GL）

食物	GI	GL
黑豆	30	7
紅腰豆	25	8
扁豆	30	5
去皮豌豆	25	6
黑眼豆	30	13
玉米	52	9
大麥	35	16
糙米	75	18
小米	71	25
傳統燕麥片	55	13
白米	83	23
全麥	70	14
通心粉	55	23
地瓜	61	17
馬鈴薯	90	26

* 福斯特包威爾、霍爾特、布蘭德米勒（Foster-Powell K, Holt SHA, Brand-Miller JC）（2002）。國際升糖指數以及升糖負荷數值表（International table of glycemic index and glycemicload values）。美國臨床營養學期刊，76，5–56。

▌可以接受的碳水化合物

　　那麼你具體應該吃些什麼才能將高碳水化合物食物的最佳功效發揮出來呢？其實食物的選擇是滿廣泛的。豆類、豌豆、玉米、野米、燕麥粒、番茄、小南瓜（squashes）、莓果、新鮮水果是幾個最佳的碳水化

合物來源，而其中豆類、青豆、莓果與番茄都是上上之選。小南瓜、全
穀物（例如燕麥粒）、野米、藜麥、麥仁、甚至是地瓜都是比馬鈴薯來
得要好的選項，馬鈴薯則是這份清單上最後的選擇。

常見的植物性食物中所含的抗性澱粉＋纖維

RS ＝抗性澱粉
百分比代表的是每 100 克乾物質所含的 RS/ 纖維 /RS ＋纖維的克數

食物	% RS	% 纖維	%RS ＋纖維	傅爾曼醫生的營養密度評分
黑豆	26.9	42.6	69.5	10
白芸豆	28.0	41.1	69.1	11
海軍豆	25.9	36.2	62.1	8
紅腰豆	24.6	36.8	61.4	11
扁豆	25.4	33.1	58.5	14
去皮豌豆	24.5	33.1	57.6	7
黑眼豆	17.7	32.6	50.3	8
玉米	25.2	19.6	44.7	4
大麥	18.2	17.0	35.2	3
糙米	14.8	5.1	20.5	3
小米	12.6	5.4	18.0	2
傳統燕麥片	7.2	10.0	17.2	2
白米	14.1	1.5	15.6	1
全麥	1.7	12.1	13.8	2
通心粉	3.3	5.6	8.9	1
地瓜	-	3.0	-	9
馬鈴薯	7.0	2.0	9.0	2

▎不可接受的碳水化合物

上述所列之可接受的碳水化合物，若經過大量的加工，就會變成不可接受的食物了。除此之外，你也應該避免下列食物：

- 甜味劑、糖、蜂蜜、楓糖
- 白麵粉
- 白米
- 全麥低筋麵粉
- 盒裝即時穀片
- 濃縮果汁、甚至是果汁甜味的飲料

請記得，能引起高血糖、營養素稀少的加工食物不光只是會使人變肥胖，同時也會抑制免疫系統，增加罹癌風險[附121]。大部分的人都沒注意到可頌、白麵包、貝果、通心粉、蛋糕、杯子蛋糕、鬆餅和大部分其他的「白色」食物其實都與許多不同種類的癌症有關。

一個好用的原則就是避免吃任何「白色」的食物，
如糖、白麵粉、通心粉、馬鈴薯、或是白米。
記得這句順口溜：「麵包越白、死得越快。」

▎碳水化合物只是其中一部分

當然你不能光選擇高品質的碳水化合物，選擇好品質的脂肪以及蛋白質也十分重要。雖然「醣類（carbs）」是時下很紅的流行詞，你還是要考量到其他來自於天然食物的有益營養成分，影響各位健康的是你

們所吃進的脂肪、蛋白質、以及碳水化合物的綜合品質。問問自己，我將要吃進嘴巴的食物是不是全部的熱量都來自於天然植物？是否含有纖維、抗氧化劑與植化素？是否除了已經被發掘的營養素以外，還含有許多未被發掘的營養素？

一般來說你可以根據食物的加工程度來得知答案。大部分有益健康的營養素都很脆弱，在重度加工或準備的過程中很容易就流失掉了，這些都是需要考量到的重要議題——比光是在意食物本身的碳水化合物、脂肪、蛋白質含量到底是高是低要來得重要多了。

 ## 脂肪：人們誤解最深的巨量營養素

若你去問 100 個人：「三種巨量營養素中哪一種最不必要？」這100 個人都回答「脂肪」的機率是很大的——不過確實脂肪是最有害的一種，但就如同此章節的簡介中所提到的，脂肪攝取量太少也並非是一件好事。

▌脂肪不足不利於健康

對許多人來說，過度強調極低脂的飲食會導致健康出現問題。若有人吃全素或是彈性素食，但卻由於遵循了低脂飲食的建議，而並沒有感覺身體變好，大部分的時候這些人都不會明白問題出在哪裡，於是乎又回頭去吃大量的動物製品，卻沒有察覺他們所經歷的一些問題是由於缺乏脂肪或是低脂飲食所引起的。

皮膚乾燥、頭髮稀疏、肌肉經攣、睡眠不好、高三酸甘油脂以及運動耐受力差都是與缺乏脂肪有關的健康問題。對於大部分缺乏脂肪的人來說，多吃健康脂肪、與魚油類似的長鏈 Omega-3 脂肪補充品，例如二十二碳六烯酸（DHA），並且少吃加工食品和澱粉類碳水化合物都能夠解決問題。有些人其實只需要攝取更多基本的脂肪酸就好，像是 Omega-6 和 Omega-3 都可以。

飲食中脂肪不足也會影響人體吸收脂溶性維生素和有益的植化素。種子和堅果都是最佳的高脂肪食物，當你正餐中含有種子和堅果時，所提供的脂肪酸會增加免疫系統的吸收——將大量提升微量營養素與植化素的功效。例如當你在吃以堅果或種子為基底的沙拉時，你會從生菜中吸收進更多的類胡蘿蔔素，對某些營養素的吸收力甚至還能高達 10 倍以上。

一項研究發現受試者在吃完搭配無脂沙拉淋醬的沙拉後，其血液中所檢測出的 α- 胡蘿蔔素、β- 胡蘿蔔素、茄紅素含量可說是微乎其微，但是在吃完搭配含脂肪淋醬的相同沙拉後，這些營養素的含量卻大幅升高[附122]。

如前所述，有許多證據顯示若脂肪熱量只佔飲食總熱量的 10% 就算是過低了，儘管是對超重、糖尿病、或心臟疾病患者來說也是一樣。明智地攝取高脂肪食物不只對心臟疾病有幫助，同時對於糖尿病及減重也是有利的。科學文獻證實了我過去十五年間照顧數千名肥胖症、糖尿病、癌症、心臟病患者的臨床經驗，並提供證據顯示只要我們能將飲食中來自米飯、馬鈴薯、麵包、或動物製品的熱量，用生的種子與堅果來取代的話，將會帶來許多健康益處，每 1 卡中的熱量用種子或堅果來取

代的話，就會讓自己更加健康，好處有以下這些[附123]：

- 降低血糖
- 降低膽固醇
- LDL（低密度脂蛋白）、HDL（高密度脂蛋白）膽固醇比例更好
- 降低三酸甘油脂
- 提升從蔬果中吸收植化素的能力
- 糖尿病能控制得更好
- 減重、不會變胖
- 使心臟疾病好轉得更快
- 預防心律不整（針對心臟疾病患者）
- 營養多樣化，並且能用更少的熱量提供更好的滿足
- 提升抗癌的能力
- 肌肉和骨質不會隨著老化流失

▎種子與堅果：不該無端背負罵名

如同我們前面的章節所見，生的堅果與種子充滿豐富的營養成分，它們含有木質素、生物類黃酮、礦物質和其他抗氧化劑，能保護其中脆弱的新鮮脂肪。同時它們也含有可自然降低膽固醇的植物蛋白和植物固醇，以及強大的鞣花單寧（ellagitannins，簡稱 ETs）。這些飲食中的多酚類物質具有強效的抗氧化和防癌作用，常見於莓果、堅果以及種子中，其中以從核桃中吸收為最佳[附124]。

堅果、種子以及酪梨都是高脂肪的食物，但許多不同的研究證據都顯示吃這些食物對健康好處多多[附125]。強調從動物性脂肪、加工過的

油、以及反式脂肪中攝取高脂肪的飲食會引發許多健康問題是十分重要的，但從未有任何研究顯示攝取天然、高脂、全植物類的食物會對健康帶來任何壞處。事實上，所有研究都指出吃這些食物有助於提升健康，並認為這類食物應該要成為全面均衡飲食中的重要一環。

堅果和種子的平均熱量約為 30 公克 175 卡路里，一天吃 30 ～ 55 公克就佔了每日脂肪類卡路里攝入量的 15% 到 30%。此外還有另一項好處：多吃種子與堅果也能提高飲食中的植物性蛋白質；換句話說就是，當你吃進較少動物性蛋白質，轉而用更多植物性蛋白質如堅果、種子、豆類與綠色蔬菜來做替代時，你所獲取的營養就會大幅飆升，進而提升健康。

食用堅果之所以能對心臟病患者產生保護作用，不是因為其他病因造成的死亡率升高而抵消了心臟病的死亡率；而是當堅果的食用率上升，不論性別、年齡、病因，所有人口的死亡率總體而言都會下降、整體壽命都會延長[附126]。但請注意若你的熱量來源是油而非全天然的堅果或種子的話，則無法達到如此強而有力的健康成效。

▍對橄欖油的迷思

任何油都不該被視為健康的食物，所有的油包括堅果油跟橄欖油都是一樣的，它們 100% 都是脂肪，並且每大匙就含有 120 卡的熱量。油的熱量非常高但營養價值卻極低，並且完全沒有纖維的成分可言。在你的沙拉或蔬果盤上澆上幾大匙的油，就等同於多加了好幾百卡不必要的熱量。簡而言之，若想要增加討人厭又不健康的體重，那油就是一個最佳的利器。

在植物被提煉成油之前都含有能吸附脂肪的纖維素，但當植物變成你所攝取的油（任何一種油都是）時，這些纖維素卻再也找不到了，而這就代表你所吃進的卡路里全都會被人體快速吸收，並於幾分鐘內以身體脂肪的形式儲存起來。另一方面，當你吃天然種子與堅果時，脂肪反而會在消化道中被固醇、烷醇、以及其他的植物纖維所吸附，不但使消化道吸收的脂肪量減少，並且還會將一些循環在血液當中的有害脂肪吸引到消化道中，隨著糞便排出人體。換句話說就是，你所攝取的這些完整的種子與堅果脂肪，是無法被「生物所利用」的，因此大量的熱量無法被吸收，使得熱量相當的種子與堅果和油相比來說較不易使人發胖。除此之外，它們還富含油中沒有的營養素，能提供人體保護力。

各位想想看：油是一種加工食品。當你用化學方法將油從全天然的食物（如橄欖、堅果或種子）中提煉出來時，會失去大部分的微量營養素，而最終只剩下充滿無用卡路里的殘缺食物。但當你在吃全天然食物如核桃、芝麻籽、亞麻籽而非提煉油時，你卻能夠吃進食物中所含的纖維、類黃酮、營養素、以及所有它們有益健康的功效。

的確，與充滿飽和脂肪與反式脂肪的食物相比，如橄欖油這種富含單元不飽和脂肪的食物對人體傷害較小。但是傷害較小不代表它們就很「健康」，地中海飲食的益處不在於食用橄欖油，而是在於充滿抗氧化劑的食物，包括蔬菜、水果跟豆類。吃進一大堆各式各樣的油等於吃進許多空的卡路里，不但會增胖還會引發糖尿病、高血壓、中風、心臟病、以及各種的癌症。

如果你很瘦而且經常運動的話，是可以在飲食中加入少許橄欖油。但加的油越多，飲食中每卡路里的營養素就越少——而這不該是你所追

尋的目標，因為這無益於提升你的健康。

關於堅果的流行病學研究表明，食用堅果與體重之間存在反比關係；但食用油與體重之間的關係卻與之相反。儘管種子與堅果的熱量都不低，且確實脂肪含量很高，但實際上吃它們可能會抑制食慾，幫助人們擺脫糖尿病並減重[附127]。換句話說，吃越多堅果與種子的人可能會越瘦，而吃越少這類食物的人體重則可能會較胖。

在一項良好的控制實驗中，研究人員假設食用堅果與種子體重會增加，但研究結果出來卻正好相反，吃生的堅果與種子反而有助於減重而非增重。許多研究也同時指出吃少許堅果或種子能幫助節食者感到飽足、使其能堅持下去，對長期體重控制來說更為有效[附128]。

所以這代表我們該坐在電視機前，把整袋堅果在一小時內吃光，然後抱怨說自己變胖了嗎？當然不是！健康的飲食應該避免攝取過度的熱量，也不會為了娛樂而吃。若你超重非常多的話，每天只能吃 30 公克的堅果；但若你很苗條、常常活動筋骨，或是正在懷孕、哺乳中的話，（根據你的熱量需求）每天可以吃 55 ～ 115 公克。

請記得當你在正餐中吃進這些高脂肪食物時，它們能幫助你吸收其他食物所含的有益植化素，因此請搭配蔬菜一起食用，特別是可以加進沙拉淋醬裡效果更好。另外最好是生吃堅果與種子，或稍微將其烤一下就好，因為當你烘烤堅果與種子時，食物會因為烤焦而產生致癌的丙烯醯胺，而且蛋白質也會減少，在烘烤的過程中甚至還會產生更多灰分。此外堅果與種子烤得越熟，就越會破壞其中的胺基酸成分，烘烤的過程也會減低食物中鈣、鐵、硒、以及其他礦物質的含量。

令人困惑的蛋白質

我們被錯誤資訊洗腦，導致狂吃蛋白質，因此我們必須先能分辨事實與迷思後，才能決定哪些蛋白質來源是對身體最有益處的。

▌動物性蛋白質與植物性蛋白質

在過去七十年間，大部分學校所使用的營養相關教材都是由肉業、酪農業以及蛋業「免費」提供的。這些產業成功地遊說並影響政府，來獲得有利的法案與補貼，使得每位孩童都被迫接受這些產業的宣傳廣告。產業賣給孩童錯誤的概念，讓他們以為自己需要肉、乳製品以及蛋才有辦法獲得足夠的營養，至此之後，我們的腦中就一直被植入了不正確且危險的資訊。

幾乎每個美國人每天所攝入的蛋白質都超出所需。事實上，美國人平均每日攝取超過 100 公克的蛋白質，比每日建議攝取量還多出了 50%。但我們之中有太多人，包括運動員、健身愛好者、健美選手、節食者、以及體重過重的人都會為了攝取更多的蛋白質而選擇吃蛋白粉、喝蛋白飲、以及營養棒。

總體目標是要少吃動物製品，如此一來我們就能減少來自動物的蛋白質，並增加植物性蛋白質的攝取量。

若你的生活方式包含激烈且規律運動的話，那確實會需要補充額外的蛋白質，例如阻力訓練與肌耐力鍛鍊都會破壞肌肉蛋白，並且提升我

們對蛋白質的需求以促進肌肉修復和生長。但是對蛋白質的需求增加的同時，也會增加與對多餘熱量的需求，因為這樣一來運動時才能有足夠的熱量可以燃燒。但運動同時也會增加我們的食慾，於是乎所攝入的熱量也會隨之提升，使得蛋白質攝取量也相對增加。若我們用各類天然的植物類食物：蔬果、全穀物、豆類、種子與堅果來滿足因為激烈運動而提升的熱量需求，那我們就能獲得所需的精確蛋白質含量。各類典型的蔬菜、堅果、種子、豆類、以及全穀類每 1,000 卡約能提供人體 50 公克的蛋白質。請別忘記，綠色蔬菜約有 50% 是蛋白質，因此你只要多吃蔬菜，就能獲得所需的蛋白質來打造出超級免疫力與抗癌機制。

當你的額外熱量是來自於能提升健康的植物性飲食時，你所得到的不僅僅是蛋白質而已，更有大量的抗氧化劑，保護你受到運動時所產生的自由基所傷害，在這一點上大自然的設計是非常完美的！

請看以下頁列表，表中標出了下列食物的熱量以及蛋白質含量。

一般植物性食物的蛋白質含量

食物種類	熱量	每公克的蛋白質含量
1 杯豌豆	120	9
1 杯扁豆	175	16
2 杯菠菜	84	10.8
2 片全麥麵包	120	10
1 根玉米	150	4.2
1 杯糙米	220	4.8
55 公克的葵花籽	175	7.5
總共	1044	62.3

考量到一般人體一週最多只能增加約 450 公克的肌肉量，這也就是肌肉纖維能將蛋白質轉化為肌肉的上限值，任何超過此上限的蛋白質就只能轉化為脂肪而已。儘管運動員比起久坐的一般人對蛋白質的需求更大，但這些多餘的需求很容易就能從飲食中獲得滿足，使用蛋白質補充品不但浪費錢，而且也不健康。

攝入超過身體所需的蛋白質不是一件小事，特別是動物性蛋白質，而是會讓你提早老化並且造成嚴重傷害的。你用不到的多餘蛋白質並不會以蛋白質的形式儲存在體內，而是會轉化為脂肪，或是經由腎臟來排除，透過尿液排除掉過多氮的同時也會過濾出骨頭中的鈣和其他礦物質，造成腎結石。另外，植物類食物是鹼性的，但動物製品卻是酸性食物，會需要利用胃裡大量的鹽酸來消化它們。在吃完高蛋白餐後，血液中的這股酸潮也需要體內同等強度的鹼性反應才能將其中和掉。我們犧牲了骨頭中的礦物質，將其溶解成磷酸鹽與鈣才換到了所需的鹼性反應，這就是骨質流失的初步情況，最終則會導致骨質疏鬆。我們的高鹽分飲食也會使骨質加速流失到馬桶中，而過度刺激骨骼的代謝率則會加劇骨骼的分解與重塑，造成骨質疏鬆以及其他組織鈣質沈澱的狀況。

能強身健體、加強骨骼密度、增加肌肉的是運動本身，而非吃進多餘的蛋白質。當你用人工的方式過度地攝取多餘的動物製品來刺激生長時，你的身體質量指數（BMI）確實會升高，但是同時也會增加體脂肪含量。我必須警告各位，當身體質量指數越高時，儘管所增加的身體質量絕大部分是肌肉，也是會容易早死的。體型龐大的足球員提早出現心因性猝死的風險是一般民眾的 2 倍以上，其中有許多人是活不過 50 歲生日的[附129]。從這一點看來，使用補充品與類固醇來促進肌肉增長並不

算是明智的決定。過多的身體質量，甚至是過度攝取高蛋白的動物製品而使得肌肉發育過度，是晚年罹患心臟病或是其他疾病的風險因子。

我們判斷身體健康與否的標準不在於體型，而是必須要以針對嚴重疾病的抵抗力、活得長壽的潛力以及晚年是否能保有充沛的精力與活動力為準。當你想要為了健康而運動、吃得更健康的時候，你的其中一項目標就應該是要減少而非增加動物製品以及動物性蛋白質的數量。

▌蛋白質的矛盾之處

有一種荷爾蒙稱為「第一型類胰島素生長因子」（insulin-like growth factor 1，簡稱 IGF-1），是胚胎與孩童發育階段重要的生長促進因子之一，但卻會在成人階段產生一些同化作用（或是健美效果）。若一個人透過攝取大量高生物價的蛋白質來產生 IGF-1 的話，那就代表蛋白質裡含有所有必需胺基酸，其含量比例能最大幅度地促進細胞生長，「生物價含量非常高」這句描述特別適用於源於動物製品的蛋白質。由於我們的社會錯誤地重視動物性蛋白質，並大量地攝取動物性蛋白質以強化體型與生長，反而會使得人體內 IGF-1 的濃度大幅提升。

IGF-1 主要是於肝臟中所生成的，生成的原因是由於受到「腦下垂體生長激素」（pituitary-derived growth hormone，簡稱 GH）的刺激。IGF-1 是促進大腦發育、肌肉與骨骼成長、以及性成熟的關鍵因子。在青春期生長發育和性成熟的階段，人體內的 IGF-1 濃度是最高的；但目前的問題在於現代人吃太多動物性蛋白質飲食而使得 IGF-1 濃度提升、引發癌症，確實現在普遍認為 IGF-1 要為現代社會的高癌症發病率負起重大責任。

科學家們首先注意到高濃度的性激素如雌激素和睪固酮與乳癌相關，更近期甚至發現胰島素以及 IGF-1 也是重要的致癌因子。許多年來，科學家已經認知到 IGF-1 濃度增加與癌症之間的關聯；事實上，1990 年代末期就已經開始開發專門針對 IGF-1 的抗癌藥物了，而自此之後研究人員也圍繞此主題展開了超過 70 項臨床試驗，許多都有很鼓舞人心的試驗結果[附130]。由於 IGF-1 在腫瘤生長上扮演著關鍵的角色，如今科學家認為透過飲食方法來降低體內 IGF-1 濃度是能有效預防癌症的方法之一。

　　如前所述，IGF-1 對於孩童的生長發育非常重要，但若成年了之後體內的 IGF-1 濃度還是很高的話，則反而會加速老化、降低免疫功能並且引發癌症。反之，若體內 IGF-1 濃度減少的話則能夠延年益壽[附131]。我們國家過分重視蛋白質的這點是錯誤的，反倒會提升體內 IGF-1 的濃度，對人體造成明顯的破壞，成為了過去一百年間癌症大流行的原因之一。攝入過量的精緻碳水化合物也會使 IGF-1 濃度增高，對人體產生不利影響，因其會導致調節能量代謝的胰島素上升（同時提高體內 IGF-1 濃度，降低能與 IGF 結合的蛋白質含量）[附132]。第二型糖尿病的患者的身體無法正常運用胰島素，容易引發乳癌、結直腸癌與胰臟癌，也有證據顯示經由胰島素刺激而生成的 IGF-1 也是癌症增加的部分原因[附133]。

　　由於生長激素（GH）的分泌量降低，IGF-1 會隨著年紀增長而自然而然地減少。平均來說 50 歲的人血清 IGF-1 約為每毫升 150 奈克，80 歲時則是每毫升 100 奈克[附134]。既然 GH 能刺激肌肉生長，過去一些替代醫學的醫生會將其做為抗老化的荷爾蒙處方；然而研究發現讓體內 GH 含量重回到年輕時的濃度並無益處，事實上，GH 療法反而會增加

老年人以及病患的死亡率，在健康的成人身上也會提高糖尿病以及葡萄糖失耐的機率。[3]

今天有大量的證據表明降低成年人體內的 IGF-1 濃度有延長壽命的效果[附135]。人體 IGF-1 濃度高的話不但會致癌，還會增加罹患失智症的機率。科學家已經發現若體內的循環 IGF-1 濃度升高的話會引發阿茲海默症，而降低 IGF-1 濃度的話則能減輕神經系統退化的症狀[附136]。然而在成人體內還是有需要 IGF-1 才能正常運作的組織，針對這一點，肌肉組織在經過運動後「自己」產生的 IGF-1 可以用來彌補循環 IGF-1 的不足，換句話說就是 IGF-1 濃度較低不僅沒有顯著的缺點還可以延年益壽[附137]。

人體內的細胞隨時都在自我複製，當細胞受到損傷、體內循環 IGF-1 的濃度又高的話，則會加速複製。而要不是有 IGF-1 的刺激，這些細胞可能也不會發展成為惡性腫瘤。在腫瘤生成的過程當中，有許多步驟都是與受到 IGF-1 的刺激有關，例如：增生、存活、黏附、移行、入侵、血管新生、轉移性生長[附138]。

IGF-1 含量提高與幾乎所有的癌症都有關係，但現有的數據中影響最大的是那些最常見的癌症——乳癌、前列腺癌以及結腸癌。歐洲癌症和營養前瞻性調查發現提升 IGF-1 濃度會使得停經後的女性增加 40% 的乳癌風險[附139]。在護理人員健康研究中也顯示出高 IGF-1 含量會讓停經前女性得到乳癌的機率增加 1 倍[附140]。有四項綜合分析研究也指出了 IGF-1 含量升高與乳癌相關[附141]，IGF-1 濃度增加也會引發結直腸癌，有

3　葡萄糖失耐意即對葡萄糖的忍受能力降低的意思，因此如果給予葡萄糖時，會很容易讓血糖升高。

研究表明 IGF-1 會加速結直腸癌的癌細胞擴散[附142]。最後，在 2009 年時有一項針對 42 個研究所進行的綜合分析中總結說到，人體循環 IGF-1 的濃度增加會提高罹患前列腺癌的風險[附143]。

　　體內 IGF-1 含量減少與全身性發炎程度降低這兩點加總起來的效應，被認為是人瑞（超過 100 歲）之所以能免於癌症的身體機制。如前所述，細胞發炎反應是由多餘的自由基和活性氧分子所造成，可以透過適當的營養來進行預防，因此各位能輕易看出來為何現在的飲食方式這麼容易致癌了吧。若你想要活超過 100 歲並仍舊精神抖擻，那就需要降低體內循環 IGF-1 的濃度，並提高抗發炎分子的含量。高含量的抗發炎分子與植物微量營養素，再搭配低濃度的 IGF-1，就能支持增強細胞 DNA 修復機制的基因訊號來對抗體內可能導致癌症的變化。高植化素的飲食所產生的綜合效應能夠減少發炎與氧化壓力，若能再進一步降低體內的 IGF-1 含量，那就是長壽與抗癌的祕密武器了[附144]。

▌為何植物性蛋白質是最佳的蛋白質？

　　胺基酸是構成蛋白質的基本單位，世界上有 9 種身體無法自行從其他胺基酸中合成的「必需」胺基酸。如我們之前所提到的，用攝取蛋白質的方法來「完整獲得」所有的必需胺基酸——例如動物性蛋白質——反而會造成 IGF-1 而非蛋白質含量大幅升高，不但無法完整獲得所有必需胺基酸，還會在體內提升許多非必需胺基酸的含量。一般而言，攝取較多動物製品的人比起攝取較少動物製品的人，血液中所測得的 IGF-1 含量較高[附145]。在調整過受試者的熱量攝取組成後，研究員沒有在女性身上發現 IGF-1 濃度與脂肪或碳水化合物之間的關聯性，但是動物

性蛋白質以及牛奶反而會將 IGF-1 推到危險的濃度。由此可見低動物性蛋白質的飲食是最佳的可改變因子，能讓 IGF-1 維持在較低且較健康的濃度[附146]。

有趣的是，雖然攝入飽和脂肪不會直接提升 IGF-1 的濃度，但是飽和脂肪會降低能與 IGF 結合的蛋白質含量，反而使得游離的循環 IGF-1 數量變得更多[附147]。另一方面，IGF-1 含量在純素食者的體內則明顯較低[附148]。

所有植物性蛋白質中，分布在大豆中的必需胺基酸可說是最「完整」的了，也就代表大豆蛋白是最接近動物性蛋白質的。在大豆中有許多必需胺基酸，其含量比起其他植物類食物要來得多。但雖然動物及大豆蛋白含有大量必需胺基酸，其他植物性蛋白質則是含有人體所需的充足營養[附149]。為了要辨別大豆以及非大豆類植物性蛋白質的功效，研究人員更進一步分解了純素食女性所攝取的蛋白質，他們發現非大豆類植物性蛋白質能降低 IGF-1 濃度，但是大豆蛋白卻會使得 IGF-1 的濃度上升。

在狄恩・歐尼斯（Dean Ornish）[4] 的「前列腺癌生活方式試驗」中顯示低脂、純素的飲食搭配大豆蛋白補充品會提升 IGF-1，但同時也會增加與 IGF 結合的蛋白質，因此攝取適量的大豆不會產生大量的游離 IGF-1[附150]。這些研究結果顯示大豆蛋白雖然會提升 IGF-1 含量，但卻還是沒有動物性蛋白質危險；然而，我們要是吃越多這類分離蛋白，就越有可能刺激 IGF-1 生成。比起吃大豆本身，攝入大豆分離蛋白的飲食法經證實會增加更多 IGF-1 含量[附151]。重點在於：天然大豆或是最低限度

4　美國知名公衛醫學博士，獲獎無數，前美國總統柯林頓採納他的飲食法，恢復了健康。

的加工大豆製品（如豆腐與天貝）是可以接受的；然而若是為了要塑造更多肌肉而吃分離大豆蛋白濃縮物（例如大豆蛋白粉），那就不建議了。

高濃度的 IGF-1 與癌症密切相關，也和全因性死亡率與心血管疾病死亡率有所關聯，因此確實對健康不利。最低限度地食用、或是完全避開動物性蛋白質與分離大豆蛋白應該是大家的目標，如此一來，才能保持 IGF-1 在一個安全的範圍之內。倘若你體內的 IGF-1 濃度太低也沒關係，只要多吃各類能提升健康的植物性食物就不會有問題的。

這裡的重點訊息是：動物性蛋白質——就算是蛋白與瘦白肉——也並非長壽良方，但我們的社會卻特別沉迷於攝取過量的蛋白質，為癌症大流行奠定了基礎。要獲得超級免疫力，其飲食中的動物製品數量就必須要遠遠低於現今我們所攝取的量才行。

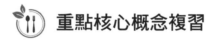 **重點核心概念複習**

要擁有超棒的健康狀況，關鍵要素就是要吃更多的蔬菜、水果、堅果、種子、豆類和其他富含營養的食物。當你吃進大量具有抵抗力的食物時，就能滿足體內的微量營養素需求，並且不需要額外花費心力、計算卡路里、或是控制分量，就能自然而然地降低飲食中動物製品與加工食品的攝取量。綠色蔬菜是含有最多微量營養素、最能延年益壽的食物，而你現在也知道綠色蔬菜是我植物營養飲食法中的基礎。若你體重過重的話，只要吃越多綠色蔬菜，自然其他食物就會吃得越少，你就會

變得越瘦並且越健康。所有人都仰賴足夠的綠色植物營養素，而其中一些營養素應該要用生吃的才能達到最佳效果，這就代表每天吃一大碗含有生菜、各種綠色蔬菜、番茄和其他生的蔬果沙拉是非常重要的。

　　吃進高營養密度的食物是關鍵，但是我們也需攝取各式各樣的營養才得以滿足身體所有的營養需求。為了要滿足這些需求並讓你的免疫系統功效發揮到最極致，務必要確保自己在選擇食物時有涵蓋到各個基本營養，如此一來，才能讓你擁有超級免疫力。以下有五種簡單的增強免疫力規則是你必須遵守並牢記於心的：

　　1. 每天吃一大碗沙拉。

　　2. 每天至少攝取一次含有半杯豆類的湯、沙拉、或其他菜餚。

　　3. 每天至少吃 3 種新鮮水果，特別是莓果、石榴籽、櫻桃、李子、柳橙。

　　4. 每天至少吃 30 公克的生堅果與種子。

　　5. 每天至少吃一大碗（雙人份）的綠色蔬菜，生吃、熟食、或是煮湯、燉菜都可以。

　　請避免以下 5 種最致命的食物：

　　1. 烤肉、加工肉品、非純天然的紅肉

　　2. 炸物

　　3. 全脂乳品（起司、冰淇淋、奶油、全脂牛奶）以及反式脂肪（人造奶油）

4. 汽水、糖、以及人造甜味劑

5. 白麵粉產品

現在你已經知道什麼食物是超級食物，而且也知道該吃些什麼才能獲得超級免疫力了，問題就在於想提升免疫力的情況下，你還有多少空間能吃進這些加工食物如薯條、披薩、漢堡以及炒飯呢？而且如果你很愛吃肉，我想你現在可能在思考要保持健康的話，到底還能吃多少動物製品。

那答案是？我其實不知道，也沒有人知道——但我在回顧全球過去二十年間的科學文獻中得出的建議是：加工食品加上動物製品的攝取量應該佔你總卡路里攝取量的 10% 以下，超過這個範圍你就會付出嚴重的健康代價。總而言之，試著每天吃少於一或兩樣不健康的食物吧。

前 25 名超級食物的營養密度評分表

為了讓你能夠輕鬆獲得超級免疫力，以下是我列出的前 25 種超級食物。這些食物都有抗癌功效，並且能讓你更加長壽、健康，因此請盡量在你的飲食當中納入下表的這些食物。人如其食，要吃到最好，才能活出最佳狀態！

- 寬葉羽衣甘藍、芥菜、蕪菁葉／1000
- 羽衣甘藍／1000
- 水田芥／1000
- 瑞士甜菜／895
- 青江菜／865
- 菠菜／707
- 芝麻葉／604

- 抱子甘藍／490
- 高麗菜（所有種類）／
  434 ～ 715
- 胡蘿蔔／458
- 生菜（波士頓生菜、
  蘿蔓生菜、紫葉與綠
  葉生菜）／367 ～ 585
- 綠花椰菜／340
- 椰菜花／315
- 蘑菇／238
- 紅椒與青椒／207 ～ 265

- 蘆筍／205
- 番茄／185
- 莓果／132 ～ 182
- 石榴／119
- 葡萄／119
- 哈密瓜／118
- 洋蔥／109
- 種子／39 ～ 103
- 豆類／43 ～ 98
- 堅果／26 ～ 60

　　若你是一天要吃 1,400 到 1,800 卡的女性，每天只能有 150 卡是來自於動物製品與精緻碳水化合物的（比方說餅乾或是通心粉）。其餘的食物都應該要是來自天然的植物類食物，例如綠色蔬菜、豆子、種子和堅果。若你是一天要吃 1,800 到 2,400 卡的男性，那你每天不能吃多於 200 卡的這類不健康食物。

　　這就代表若你多加了幾大匙油，那你的低營養熱量配額就瞬間用光了。因此若你想吃動物性蛋白質當晚餐的話，就不要再加油了；或是你若打算吃完一個貝果的話，就不要再吃其他的動物性蛋白質。

　　當然全穀物麵包、全穀物義大利麵、以及全穀物麥片都不在此限制內，只有白麵粉或是加工穀物製品才算是加工食品類的範疇。

　　請記得對大多數的女性及男性而言，每天只能吃 150 到 200 卡的低

營養食物。下表列出了一些食物並計算出每種食物會佔掉多少你每日的低營養熱量配額：

食物種類	150 卡	200 卡
橄欖油	1.25 大匙	1.75 大匙
雞胸肉	90 公克	120 公克
披薩	0.5 片	0.75 片
薯條	15 根	20 根
貝果	0.8 個	1.1 個
通心粉	0.7 杯	0.9 杯
炒蛋	1.5 顆	2 顆
低脂牛奶	350 毫升	440 毫升
脫脂牛奶	410 毫升	560 毫升
燕麥餅乾	2 片	2.5 片
鮭魚	110 公克	145 公克
吳郭魚	120 公克	155 公克
牛肉瘦肉（水煮）	60 公克	80 公克
切達起司	37 公克	48 公克

　　至於如何挑選動物製品或是加工食品？答案是：請盡量選擇最佳的選項。常常食用以工廠飼養的牛隻所做成的速食漢堡實在太危險了，就算只吃一點點也是一樣。

　　所以我建議各位選擇食用草飼肉類，乾淨的野生魚，以及自然放養、無施打荷爾蒙的禽類和雞蛋。同樣的，當你選擇甜點時，手工點心

永遠是上選，選擇以果乾或新鮮水果做為甜味劑的甜點，而不要選擇那些使用傳統甜味劑的點心。說到手工自製，為何不試試看本書最後面的食譜所列出的那些美味餅乾、蛋糕、或是冰淇淋呢？

經過一段時間後，大部分採取植物營養飲食法的人（包括我）都開始懂得享受更為健康的選項，覺得這些食物比傳統的速食、垃圾食物、或是過度加工的食品還要好吃。一旦你開始為了健康而吃，這些其他的選項就會變得越來越不吸引人，用不了多久你對於這些食物的渴望或是欲求就會完全消失了。

我在營養學界多年的經驗讓我與世界各地的頂級主廚發展出了良好的關係，而我能告訴各位一個更棒的消息，那就是人們的觀念已經出現轉變，慢慢開始重視食物的品質、以及什麼食物是能帶來超級健康的功效。這種轉變從頂級主廚開始一直往下推進，「美食」不再只是一大堆的肉配上奶油馬鈴薯，我們現在可以看到一些世上最頂尖的主廚開始烹煮健康食物。現在我們不但可以遵守增強免疫力、抗癌的飲食計畫，同時也能讓這些食物變得非常好吃。

針對數千名為了健康及長壽而採用植物營養飲食法的人們所進行的一項調查顯示，在經過幾個月的適應期後，絕大多數的人最終都愛上了這些新的食物與食譜，就像過去享受舊有的飲食法一樣享受目前的食物，有些人甚至還更喜歡現在的飲食呢。目前這種飲食法可能看似有些激進[附152]，但很快的食物就會變得很美味，並且能改變你的人生。

第六章

做出正確的選擇

每天我們都要在數百種選擇中決定要將什麼東西給吃下肚，若不了解事實的話，會使我們難以下一些決定。有太多錯誤的訊息圍繞在我們身邊，我一次又一次地看到人們基於錯誤的資訊來做出事關重大的健康決策。在治療病患的實務經驗當中，我也一直不斷地在回答數以萬計、關於具體該如何做選擇的這個問題，而未來我也會持續為各位解答。

在接下來的幾頁當中，我精心挑選了各位必須知道的、最重要且實用的資訊——從動物性蛋白質的品質與鹽分攝取開始，一直到 Omega-3 的來源，再到維生素補充品的注意事項。我將提供具體的建議，並基於最新可取得的科學數據來回答一些健康領域裡最具爭議性的問題。

請記得很重要的一點就是改變飲食習慣並非一蹴可幾，然而已經有數千人做出了這個決定，並且發現改變並不困難，食物也比預期中美味。當你因為攝取了更好的營養而變得更加健康時，你的味蕾也會變得更為強健，並且能夠學會去享受吃進嘴裡的新食材。新的飲食習慣需要時間，但是等待是值得的，而我的食譜也能讓食物變得更加好吃。

在這本書中，我已經提供了你一些能獲得超級免疫力的準則。感謝許多營養科學領域的研究報告，使我們現在能夠清楚了解所有自己必須

知道的事實。我們知道食物可以帶領我們邁向長壽、健康的生活，就如同食物的選擇也能導致健康每況愈下一樣。你在提升健康上面所花費的心力，將會以百倍的方式回報到自身上頭，而擁有良好的健康狀況則是為你往後成功與幸福人生打下了堅實的基礎。

選擇好的食物能夠拯救你的生命，讓我們從今天開始一起邁向這條康莊大道吧。

純素食與近素食的飲食法

我常常被問到的一個問題就是吃純素，就是一點動物製品都不沾的話，是會比在飲食中加入少量動物製品來得要更好、更健康嗎？

客觀的科學答案沒有人知道。儘管純素食者的心臟病發率較低、癌症發病率也普遍低於一般民眾，不過在研究紀錄中，那些那些每週吃一次肉或魚的近素食者、遵守健康飲食但偶爾還是會吃動物製品的人，也有著相同的優勢[附153]。一項針對此議題來探討 5 種死亡率的研究報告發現那些偶爾吃魚的人們，在統計數據上面與純素食者的表現一樣好。

例如中亞的罕薩族、俄國南部的阿布哈茲人、南美安地斯山脈的比爾卡班巴人以及日本的琉球族這些歷史記載中最長壽的民族所攝取的動物製品都非常少，不過也沒有吃到全素[附154]。然而有證據顯示一旦我們提升偶爾攝取動物製品的頻率，變成大量食用葷食的時候，心臟疾病與癌症就會變得更為普遍[附155]。很顯然多吃蔬菜水果再配上減少動物製品的攝取量，就是讓我們長壽的最大秘訣[附156]。

在美國，關於此一議題最重要的一項研究就是針對基督復臨安息日會教徒所進行的調查，基督復臨安息日會是一個非常適合這個研究目的的宗教團體，因為幾乎所有教徒都不菸不酒，並且遵循著總體而言十分健康的生活方式。約有一半的教徒是純素食者，另一半則是偶爾會攝取少量肉類。基督復臨安息日會教徒的生活方式讓科學家能夠將不吃肉與其他促進健康的因子分開來研究，研究人員甚至還追蹤記錄了那些一週只吃一次動物製品的教徒，他們被稱為近素食者。經過十二年的研究，於 2001 年在《內科醫學誌》上發表研究成果，他們發現美國基督復臨安息日會教徒是受到正式研究的群體中，有史以來最為長壽的一群人。採行嚴格素食主義（純素食）的女性最長的平均壽命為 85.7 歲（比起加州女性平均壽命多了六年），而男性是 83.3 歲（比起加州男性平均壽命多了九年半）。那些壽命最長的人們不但吃素還會定期吃堅果與種子，這些攝取堅果的純素食者比起近素食者的平均壽命要來得稍微長一些。相對於嚴格的純素飲食，定期吃堅果與種子在延長壽命上的效果較為顯著，這就代表統計數據顯示近素食者若有定期攝取堅果與種子的話，會比不吃堅果與種子的嚴格純素食者活得較長。總體而言，對於長壽的研究都指出不吃動物製品的人得到癌症的機率是會明顯降低的[附157]。

當代美國與許多其他國家的動物製品攝取量都超過了總熱量的 25%。我希望前面的章節已經清楚說明（在我窮盡一生去研究此議題，並且仔細評估了所有科學佐證後）此議題不應再有任何爭議：為數眾多的證據不斷指出我們必須要減少動物製品的食用量，轉而多吃植物性食物才能夠最大程度地延長我們的壽命。一個可以進一步研究的合理問題是：若飲食的其他方面都控制得非常完美，我所預估的動物製品可佔總

熱量 10% 的這一個上限，是否夠低到能最大限度地延長壽命？

　　但問題在於能研究這個議題，並且不被預設立場影響判斷力的人非常少。在現代，營養學已經變得有點像是政治，有各種不同的陣營在說服人們相信自己的理念是最正確的。每個陣營都有一個使命、議題、以及尊嚴要維護。實際上某些高蛋白質、低碳水化合物的飲食專家在錯誤的觀念驅使下，推廣要將動物製品的攝取量增加到目前攝取量的 1 倍，認為提高動物性蛋白質的攝取量能夠帶來令人滿意的減肥效果，並增進健康。若採行此種飲食法所付出的代價是早逝的話，可以順利減重與否其實並不重要，抽菸也一樣會達到減重的效果啊！

　　另一方面，推廣純素食的運動也常常會選擇性地利用現有的科學，提出並詮釋一些研究報告來支持完全不含動物製品的飲食法。這並不是在說純素食飲食法沒有許多道德與環境上的論點支持，也不是在否定其對於人類的價值意義。但是身為一位營養科學家、研究人員以及醫生，我的工作是要確保自己所提出的建議不會受到輔助動機與個人意見所影響，必須秉持著營養科學、健康、與個人專業的角度來提供意見。一名真正的科學家在測試理論時不會預設立場，會參考所有能取得的證據，而不會只收集對自己有利的論述。

　　全素食的飲食缺乏 B_{12}，可能會導致體內 EPA 與 DHA（二十碳五烯酸與二十二碳六烯酸）含量無法達到最佳的狀態，這些長鏈有益脂肪一般能在野生鮭魚與沙丁魚身上找到。若我們生活在古代，沒有機會補充純素飲食中所缺乏的維生素 B_{12} 的話，此種飲食法就不適合我們。但是現在只要謹慎評估，確保不會出現任何潛在問題的話，補充缺乏的營養素就是一件非常容易的事，我們甚至可以去檢測血液，來確保體內營

養素含量為最佳的狀態。這就代表純素飲食不但可以成為一個合理的選項，或許還是所有飲食法中最為健康的一種。

為了有益脂肪酸而將魚類納入飲食當中可能對少部分純素食者來說是有益的，因為人體無法自然生成理想的長鏈 Omega-3 脂肪量，但卻可以透過吃魚肉來獲得。老年人比較需要重視這個問題，因為老人自我生成足夠長鏈脂肪的能力較為退化，並且從我的經驗看來，男性普遍在這方面較為缺乏。但就算如此，我們不必吃魚也能透過血液檢測以及補充植物形式的 EPA 和 DHA 來確保兩者在體內達到理想濃度。

碘和鋅是純素食者另外需注意的營養素，雖然大部分的純素食者體內都不缺乏碘和鋅，但仍舊可以利用血液檢測來確保其含量充足。另外，每週在飲食裡多加入些許海帶也能輕鬆補充少量的碘，或是額外服用適量的鋅、碘、B_{12}、以及維生素 D 營養補充品也是一種方法。維生素 D 被稱為是陽光維生素，無法在飲食中取得足夠含量，因此缺乏日曬的人們應該要特別注意補充適當的維生素 D。

從前幾章所提供的資訊中，你應該能了解某些蔬果具有增強免疫力的效用，因此應該多提高這些蔬果在你所攝取的總熱量中的佔比。而少吃加工食品以及動物製品也是有其必要的，如此一來才能將多出來的卡路里份額分給富含防癌營養素的食物，從而減少食用具有生物及荷爾蒙效應、並且會引發心臟病與癌症的動物製品，提升自我健康。除此之外，若你認同每卡路里富含微量營養素的飲食法能夠延年益壽這個科學邏輯的話，你就自然會認為必須要減少動物製品的攝取量。某些人或許會選擇吃進超出我所建議的動物製品攝取量，並且誓死捍衛他們的飲食偏好，但我們都應該認知到這種選擇並不明智，甚至他們也不是單純基

於健康所做出的決定，而是受到了如個人喜好等因素的影響。

 ## 請減少動物製品的攝取量

很多人都宣稱自己無肉不歡，不吃肉會狀態不好。就我的經驗而言，會這麼說的人通常都是在減少葷食攝取量的頭幾週有著很差的感受，但他們不但沒有耐心度過這個階段，反而還直接回到過去的飲食習慣上，並真心地覺得自己狀況變得較好，至此之後就堅持他們一定要吃肉身體才會比較舒服。

含有大量動物製品的飲食會對人體的排毒系統帶來巨大的壓力。就像戒掉咖啡因與香菸一樣，會產生短期的戒斷症狀，通常包括疲憊、虛弱、頭痛或是腹瀉。當你的身體脫離一個有毒的習慣時可能會產生輕微的不適，但在 95% 的個案中，這些症狀都會在兩週之內緩解，更為常見的情況是一週不到，你就能從這種短暫的適應期中恢復了。

可惜的是，許多人都誤以為是新的飲食法有某些缺陷才會導致這些症狀產生，因此又再次回到過去不健康的飲食習慣。有時他們還會堅信自己感覺不舒服是因為沒有吃進夠多蛋白質的緣故，特別是當他們回到過去的飲食方法就發現自己好多了的時候，尤其如此。人們常常會將感覺良好與身體變好混為一談，但卻不懂有時必須得忍住暫時的不舒服，才能換得真正的健康。

別相信你該攝取更多蛋白質的謬論，我在本書以及其他書籍中所提供的飲食規劃都已經包含了足夠的蛋白質，而且缺乏蛋白質也不會造成

長期倦怠。就連我安排的純素食菜單都提供了每千卡約 50 公克的蛋白質，而這已經是很可觀的量了。

當有些人減少食用動物性蛋白質並且戒掉甜食的時候，最常見的症狀就是暫時性的疲勞，但這只是人人都得經歷的正常排毒過程中之一。同樣地，這個最常引起輕微不適的過程也只會持續 5 天不到而已。

突然減少鹽分的攝取量也會造成血壓降低而感到疲憊，這是因為腎臟在適應的過程中血液裡的鈉濃度暫時下降的緣故。腎臟會習慣性地排出大量的鈉（因為原本的飲食中含鹽量高），但可能要花上幾週腎臟才會認知到不能再繼續將這麼多的鈉排出體外。這種最初的誤判會導致我們在大幅改變飲食的頭一週感到十分疲憊。

偶爾我們也能觀察到當人們開始進行富含纖維質的飲食時（而且是之前消化道從來沒接觸過的不同纖維質）就會出現其他如排氣量增加與腹瀉的症狀。因為多年來，我們的身體已經適應了低纖維飲食的分泌與蠕動頻率（食物通過時腸道收縮），但這些症狀也一樣會隨著時間改善。吃東西時細嚼慢嚥、有時甚至可以將沙拉打碎來吃，都有助於渡過這段時期。某些人最初只吃少許豆子，過了幾週之後再逐漸增加攝取量，以此來訓練消化道處理並消化這些新的纖維質。

在飲食上需要多攝取一些蛋白質的人，就必須規劃好以蔬菜為主的植物營養飲食法，將更多富含蛋白質的食物包含在飲食計畫當中。葵花籽、大麻籽、地中海松子以及大豆都能滿足對於植物性蛋白質的高度需求。有些人可能因為之前就已經開始吃素，所以飲食當中某些必需脂肪的含量不足，因此得增加體內的脂肪含量，這類情況大多會發生在那些以素食為主、搭配低脂小麥和穀物產品的人們身上。在飲食當中多加入

一些磨碎的亞麻籽與核桃將有助於額外補充 Omega-3 脂肪。

　　有些人，特別是體型纖瘦者，則會需要補充更多熱量與脂肪來維持體重，解決方法通常會是多吃生堅果、生堅果醬、酪梨以及其他富含營養素、脂肪及熱量的健康食物。儘管這些人天生就體型纖瘦，若他們能夠減少對動物製品的依賴，並轉而多吃如堅果等植物性脂肪的話，他們的健康也會獲得大幅提升，並且能降低退化性疾病發生的機率。

　　最後，有一些人會需要在飲食中加入濃度較高的蛋白質與脂肪，但這類情況較為少見，通常是因為他們有消化功能障礙的關係，例如克隆氏症、短腸症候群或是其他特殊的醫學症狀。我也遇過很罕見的病人，因為有特殊缺陷的關係需要補充更多的蛋白質：這些病人由於先天上的基因問題，導致無法將一種或多種非必需胺基酸（通常是牛磺酸）合成至理想數量。針對這類少見的情況，病人就必須吃胺基酸補充品或是攝取更多動物製品，以拉長食物在腸道中的時間，來幫助每餐的吸收並提升胺基酸的濃度。這個問題也可能是消化障礙或是吸收困難所造成的，然而若某人攝取了高蛋白質種子、牛磺酸補充品以及我所建議的少量動物製品之後，還需要再額外吃進更多動物製品身體才能舒服的話，就是極度罕見的情況了。這些少見的病人應該仍舊要遵守我所提供的有益健康之建議，同時依照自己的需求，將動物性蛋白質的攝取量調整到相對較低的程度才是。

運動對於增強免疫力與延年益壽的效果

有在規律運動的人感冒的次數較少、感冒的症狀也較輕微，至少這是我們經常聽到的說法。運動愛好者總是在吹噓說自己比久坐不動的人少生病。

但是此一說法在經過正式研究之前，沒人能知道真實性有多高。在一項特別針對此議題所做的研究當中，研究員收集了 1,002 名 18 到 85 歲男性與女性的數據，在 2008 年的秋冬花了 12 週的時間，統計出受試者中受到上呼吸道感染的人數。此研究納入了許多變因，包括年齡、身體質量指數以及教育程度，受試者也被詢問了自己的生活方式、飲食習慣、與感到壓力的事件，而這些變因都會影響到免疫系統。除此之外，所有的受試者都要回報每週他們做了多久、做了什麼有氧運動，並以一個十分制的系統來將其體力進行排序。

研究人員發現每週運動 5 天以上的人比起那些 1 週運動 1 天以下的人感冒頻率低了 46%。這個結果非常令人震驚，那些規律運動的人們受到病毒感染的機率竟然降低了一半！除此之外，若這些人真的生病了的話，通常都不會是嚴重的疾病，病程天數相對也少了 41%[附158]。

運動不僅能幫助你的免疫系統對抗簡單的細菌與病毒感染，同時也會降低你得到心臟疾病、骨質疏鬆症、以及癌症的機率。運動能延年益壽的關鍵就在於要維持運動的耐受力以及健身的高強度。

研究人員對一群中年男子進行了長達二十六年的觀察，發現那些有在進行高強度運動的人們活得最久[附159]，真是名符其實的適者生存啊！

在預防心臟疾病上面所觀察到的情況也是一樣[附160]，換句話說就是光散步是不夠的，要加上更劇烈一點的運動才行，要能讓心跳加速，並維持這樣的狀態至少 5 分鐘才能對健康產生益處。

我建議各位要進行高強度的運動，像是慢跑、原地跳以及其他能讓心跳加速的運動或是活動都可以，讓你的腿部肌肉以及腹部與背部的核心肌群強健起來，每週至少運動 3 天才能達到最佳的效果。

但這不並不意味著參加鐵人三項或是馬拉松就能延長壽命，極限運動能對身體產生很大的壓力，使身體產生過多的自由基。就大部分的情況而言，高強度運動所提供給我們的好處在於能幫助幾乎全身細胞在功能運作上提升效率，好處多到可以彌補運動加諸在身體上的壓力。然而劇烈的極限運動，例如超長的賽跑活動、單車比賽、或越野滑雪，對身體所造成的壓力反而是弊大於利的。

你該知道的維生素與營養補充品知識

首先，我建議大多數人都要服用高品質的綜合維生素或綜合礦物質膠囊，來確保體內的維生素 D、B_{12}、鋅與碘的含量足夠。很少人的飲食是完美的，所以確保你吸收足夠的重要物質是件很合理的事，因為就算連那些飲食習慣極好的人，上述營養素的含量也可能會低於理想值。

確保我們體內有足夠的碘是非常重要的，特別是當我們所改變的飲食習慣會減少鹽分攝取量時尤其如此。大部分雜貨店的鹽都已經加了碘，使鹽成了大部分人主要的碘來源。鋅的話我們之前已經提過了，

是純素或是近素食這種健康飲食也無法攝取到理想含量的人體必需礦物質。因此正確的綜合維生素可以確保我們攝入足夠的碘及鋅，讓我們的免疫系統功能維持在最佳水準。然而就如同你將讀到的，我們還是得特別注意綜合維生素中的其他成分。

▌給各位的忠告

我在仔細回顧了各種一般綜合維生素、綜合礦物質成分的研究報告後，發現定期補充某些營養素顯然會造成巨大的風險，尤其是高效力維生素補充劑的風險會特別高。所以儘管綜合維生素可能包含有益的營養素，它們同時也含有對人體有害的成分，可能會大幅提升癌症風險。

維生素與礦物質的使用一般會遵循雙相劑量反應曲線，也就表示劑量太低或過多會出現問題，劑量在一定的中間範圍內才是最理想的。若我們看維生素 E 的數據就能輕易觀察到這條曲線，雖然攝取富含維生素 E 的食物以及多種維生素 E 微粒明顯對身體有益，但若吃進體內的劑量太高，例如 200 ～ 400 國際單位（或簡稱 IU，是測量維生素效力的標準單位）就會產生負面影響，就算是維生素 E 含量最高的食物，也不會含有這麼大的量[附161]。

以下是我們需要注意的問題：營養補充品中風險最大的是維生素 A（視黃醇乙酸酯或視黃醇棕櫚酸酯）以及葉酸。這兩種營養素是所有綜合維生素中負面影響最大的，同時還會整體減損服用一般綜合維生素的益處。維生素 A 與葉酸補充品的強大負面效應，可能就是為何目前針對綜合維生素有益與否的研究結果都各說各話、無法達成共識的原因。總而言之，雖然沒有充足的證據可以斷定說目前綜合維生素的組成配方

能大幅延長壽命或降低癌症發病率，但科學也顯示負面影響只來自於補充品中有限的幾種成分（下面會細說），而其中負面效應最強的就是葉酸以及維生素 A。在一項針對特別設計的綜合維生素所進行的研究中指出，若將那些成分去除掉的話，綜合維生素可能就算有益健康的產品了。

在去除掉維生素 A 與葉酸的成分後，確實有證據表明綜合維生素具有提升健康或延長壽命的潛在益處，因為使用綜合維生素一般可以延伸細胞端粒的長度，得以保護染色體並有助於確保 DNA 複製功能正常運作。研究人員發現服用綜合維生素的受試者，其端粒的長度比起沒有定期服用綜合維生素的人多出了 5%。端粒會隨著年齡老化而縮短，一般認為端粒較短則壽命也會較短[附162]。

讓我們來更深入地探討綜合維生素、綜合礦物質中所存在的一些潛在問題因子吧。

β- 胡蘿蔔素

以分離的形式，像是從補充品、而非從食物中攝取維生素 A 或是 β- 胡蘿蔔素，可能會影響人體吸收其他重要的類胡蘿蔔素（如葉黃素與茄紅素），增加潛在的罹癌風險[附163]。β- 胡蘿蔔素曾經被視為是一種安全且有益的抗氧化劑，甚至被建議用來當做抗癌維生素使用，但最近的研究卻指出若 β- 胡蘿蔔素是以補充品的形式而非以食物的形態進入人體的話，反倒會增加罹患特定癌症的風險。科學家現在懷疑問題可能出在於攝取 β- 胡蘿蔔素時，沒有一起搭配原本天然食物中會含有的其他類胡蘿蔔素的緣故。β- 胡蘿蔔素只是 500 多種類胡蘿蔔素的其中一種而

已，因此 β- 胡蘿蔔素補充品無法取代植物中種類繁多的類胡蘿蔔素化合物。

多年前科學家就注意到血液中 β- 胡蘿蔔素含量高的人們，罹癌的機率特別低。現在我們明白這是因為這些人所攝取的蔬果中富含數百種其他類胡蘿蔔素與植化素，能保護他們免於癌症侵襲的關係。β- 胡蘿蔔素可以說是一面旗幟或標記，代表這些人攝取了非常多的蔬果；但很不幸地，許多人都誤把旗幟當大船，將重點放錯了。

在一項芬蘭的實驗中，使用 β- 胡蘿蔔素補充品的人不但無法預防肺癌，實際上還增加了癌症的發病率[附164]。當研究人員（醫生）發現到攝取高劑量 β- 胡蘿蔔素與維生素 A 的受試者，其肺癌的死亡率升高了 28% 之後，這項研究就告停了。除此之外，服用營養補充品的受試者其心臟病發的死亡率也比那些服用安慰劑的人們高出了 17%。

▌維生素 A

由於人體可以將 β- 胡蘿蔔素轉換成維生素 A，因此沒有道理一個飲食習慣健康的人需要額外補充維生素 A，吃進多餘的維生素 A 甚至會比攝取 β- 胡蘿蔔素補充品還要來得危險。攝取過量、甚至是一般認知安全劑量範圍內的維生素 A 都會對人體造成潛在危害。一項考科藍研究回顧了 68 個針對維生素 A 補充品（平均劑量為 2 萬 IU）的隨機測試，顯示出平均死亡風險（平均時間為三年）上升了 16%[附165]。這就代表維生素 A 有致癌風險，而且風險還非常的大。

維生素 A 補充品有一個重要的問題就是它會使得鈣質透過尿液排出，造成骨質疏鬆症。雖說體內維生素 A 含量太多的話對肝臟有害，

但維生素 A 對動物來說最常見的壞處還是在於容易引起自發性骨折，很顯然多餘的維生素 A 也會對人體骨骼有潛在的害處[附166]。在一項研究中顯示，維生素 A 攝入量為 1.5 毫克範圍時，髖部骨折的比率相較於 0.5 毫克範圍的攝入量來說增加了 1 倍[附167]。而這就是約 1,500 百 IU 到 4,500 百 IU 的範圍，也是大部分的維生素補充品裡一般會含有的量。維生素 A 同時也會導致胎兒出現先天缺陷。

▌合成葉酸

首先，請注意此合成葉酸（folic acid）非彼天然葉酸（folate），儘管許多人會將這兩個詞彙混用，但它們是不同的。天然葉酸是維生素 B 家族的成員，可以在天然植物類食物中找到，尤其是綠色蔬菜裡的含量特別多。天然葉酸與 DNA 甲基化有關，主要的功用就是開啟與關閉基因。這一項關鍵的功能讓天然葉酸在胎兒發育、神經組織健康、癌細胞生成與癌化的過程中扮演非常重要的角色。

由於天然葉酸在 DNA 代謝過程與人體發育上扮演著重要的一角，女性在孕期中建議要攝取天然葉酸補充品，來預防胎兒神經管發育產生缺陷。問題就在於合成葉酸與真正食物中的天然葉酸不同，合成葉酸完全不存在於天然食物中，是天然葉酸的合成品，專門用來加在維生素補充品中。在美國與加拿大，合成葉酸也會被加進大多數濃縮的、精緻的穀物產品中如麵包、米飯或是義大利麵，目的是為了補回天然穀物在加工處理中所失去的營養素。

由於合成葉酸被添加進很多精緻穀物產品中，若在飲食中納入綜合維生素的話，很容易體內的合成葉酸濃度就會超標。若來自於食物的天

然葉酸含量過多的話當然沒有問題；只有合成葉酸才會造成疑慮。科學家還不清楚合成葉酸循環在體內會有什麼具體影響，但越來越多證據顯示含有合成葉酸的補充品會增加某些癌症的發病率。

綠色蔬菜中含有大量的天然葉酸，所以其實不用補充合成葉酸就能滿足我們每日的葉酸需求量。下表列出了幾種富含天然葉酸的食物（作為參考，美國的天然葉酸 RDI 是 400 微克）。

富含葉酸的食物中所含的天然葉酸微克數

1.5 杯煮過的蘆筍	402
1 杯煮過的毛豆	358
1 杯煮過的扁豆	358
2 杯煮過的花椰菜	337
1 杯煮過的鷹嘴豆	282
1 杯煮過的赤豆	278
3 杯生的蘿蔓生菜	192
2 杯煮過的抱子甘藍	187
3 杯生的菠菜	175

近期的研究顯示使用合成葉酸有幾點重大疑慮：

- 研究人員針對孕期補充額外合成葉酸的女性進行了三十年的追蹤觀察，發現這些女性後來得到乳癌的機率比起沒有在孕期中服用合成葉酸的女性增加了 1 倍。
- 另一項為期十年的女性追蹤觀察研究總結說，服用含有合成

葉酸之綜合維生素的女性，其得到乳癌的機率會增加 20% 到 30%。

- 懷孕的女性若服用合成葉酸補充品，孩子（以及其後代）會有較高的氣喘發病率、嬰兒呼吸道感染、以及先天性心臟缺陷。

- 根據一項針對數個隨機控制試驗的綜合分析中發現，服用合成葉酸補充品超過三年的男性，結直腸癌的比率會提升 35%，同時也會增加罹患癌症前期結直腸腺瘤的比率。

- 一項為期十年的研究顯示，服用合成葉酸補充品的人比起服用安慰劑者，前者罹患前列腺癌的風險會增加 1 倍以上。

- 在兩項為期九年以上的合成葉酸補充品與安慰劑對比試驗中顯示，服用合成葉酸的群體，其整體癌症發病率以及全因性死亡率相對較高。

- 在挪威他們不會在麵粉中加入合成葉酸來補充營養。但近期研究人員展開了一項針對心臟病患服用維生素 B 是否會降低同半胱胺酸的六年期研究，但卻意外發現這些服用含有合成葉酸補充劑的患者死於癌症的機率增加了 43%。

相比之下，從食物中攝取的天然葉酸量越多，就越不容易發展出乳癌與前列腺癌。除此之外，當你從新鮮蔬果中獲得天然葉酸時，一併也能獲得數千種有益身體的抗癌營養素。

如前面所提，衛生當局強調孕婦在懷孕期間吃合成葉酸補充品的重要性，並指出這樣做能預防胎兒出現先天脊髓缺陷。幾乎所有女性都注意到了這項建議，所有的醫生也都會特別強調這一點。但這是正確的

方法嗎？我想現在各位已經很清楚此一方式從過去到現在都是很有問題的。衛生單位應該要向孕婦推廣每天攝取足夠的綠色蔬菜及豆類才對。

由於我們目前的醫療體系讓女性依賴藥丸而非真正的食物，才會導致孩童身上出現許多嚴重的健康問題。在上列的研究報告中所提到的狀況有：兒童氣喘、嬰兒呼吸道感染與先天性心臟病。另一方面，若孕婦吃了大量含有天然葉酸的食物，她們的孩子則較難出現專注力失調及過度活躍症（attention deficit hyperactivity disorder，簡稱 ADHD）的問題[附168]。更令人驚訝的是，若女性在懷孕期間攝取了大量含有天然葉酸的綠色蔬果，並且沒有吃任何合成葉酸補充品的話，還能夠降低孩子得到兒童癌症的機率[附169]。

我的論點是，若不教育女性用天然食物來滿足天然葉酸的需求，反而讓孕婦依賴合成葉酸來補充營養的話，會讓原本能輕鬆預防的兒童白血病成為大流行。女性應該要注意孕期中（或甚至是受孕前一年）吃加工肉品會提高孩子罹患包括白血病與腦瘤在內的癌症風險[附170]。

從天然食物中獲取的天然葉酸可以修復 DNA 中的錯誤，從一開始就進行癌症預防；但是合成葉酸似乎反倒會助長腫瘤發展、提升致癌機率。以鑑於這項研究，我沒有將合成葉酸加進我的綜合維生素或孕婦維生素當中。我並不建議懷孕的婦女吃含有合成葉酸的孕婦維生素，但建議女性在懷孕前，或甚至是備孕時就去做血液檢測，來看看體內天然葉酸的含量是否足夠，並推薦她們多吃富含天然葉酸的綠色蔬菜。定期攝取綠色蔬菜不但是保護孩子最安全的一種方式，而且同時還能預防自己罹患癌症、心臟疾病、以及全因性死亡。

銅與鐵

近期的研究報告指出，體內有過多的銅會導致免疫功能下降並減少抗氧化劑的濃度[附171]。最近發表的研究報告也表明，在充滿飽和與反式脂肪的飲食基礎上再攝取過量的銅，會加速老人的智能衰退情況[附172]。請特別注意上述這些問題，不要補充銅是較為謹慎的作法。

對於停經後的女性或者一般男性來說，也最好不要補充鐵質。鐵是一種氧化劑，能促進感染甚至會增加罹患心臟病的風險[附173]，只有在缺乏或需要增加鐵質含量的時候再進行補充。

除了上述所討論到的因素之外，沒有證據顯示一般綜合維生素、綜合礦物質中所含的其他營養素在 RDI 劑量範圍內會對人體造成傷害。然而這裡還是要指出一個重點：補充品無法代替健康飲食。若有人覺得吃了補充品就可以少吃有益健康的蔬果，那從這個角度看，補充品就是有害無益了。

 益生菌與發酵食品所扮演的角色

正如我們在前面的章節中所提到的，細菌約佔了人類糞便乾重的三分之一。嬰兒出生不久後，由於人類母乳中有促進細菌生長的因子，消化道會逐漸被 30 到 50 幾種的益生菌所佔領。這些細菌有許多有用的功能，包括抑制有害的微生物、訓練免疫系統只對病原細菌做出反應、解毒、並清除致癌毒素、生成能支持免疫系統的營養素等等。人體內天然、原生的菌叢也能夠減少消化不完全的蛋白質為身體所吸收，保護我

們免於過敏以及免疫疾病。

「益生菌」一詞指的是原生於我們腸道內的益菌、以及額外攝入的有益活體微生物補充品。然而益生菌補充品以及發酵食品中的（有限）細菌還是與腸道內的原生菌叢不同。益生菌補充品確實對身體有好處，但大部分都是在天然的原生細菌受到損傷、被抗生素殺死，或是飲食中的甜食與加工食品轉變它的型態時才有用。

沒有公開的證據顯示益生菌補充品可以有效地取代所有體內自然菌叢被消滅後的功能。如前所述，在服用完抗生素後再補充益生菌是有用的，但仍然要花上數個月的時間才能重新建立起正常類型與數量的腸道菌叢。健康的食物能提升腸道中健康活菌的數量，但不健康的食物則會生成不健康的細菌與酵母菌。然而除非你吃得健康、飲食中充滿各式纖維、並持續此飲食習慣，不然經由補充品所增加的益生菌數量會在你停止吃補充品後的幾天內大幅減少。因此我們所吃的食物仍舊是維持體內腸道菌叢最重要因子。

「好的」細菌叢吃的是纖維與抗性澱粉，而「壞」菌與酵母吃的則是精緻糖與脂肪。沒有什麼能取代健康的飲食，而且若你吃的是能提升健康的食物，而不吃垃圾食物與抗生素的話，就沒有必要多補充益生菌或是發酵食品，因為你的身體自然而然會長出正確的菌種。

抗生素療法的併發症之一就是續發性感染，這也是醫院中會遇到的大問題，直到近期也還不清楚發生此一情形的原因及途徑為何。目前研究人員已經找出了正常腸道菌叢讓免疫系統維持「警戒」、使其能識別細菌細胞壁的方式，正常細菌只要露出稍微要轉變為病原細菌的徵兆，免疫系統就會立刻受到刺激並做出反擊[附174]。抗生素會關閉這樣的識別

能力，讓身體失去其中一項防禦機制，但益生菌能幫助身體重新開啟這道防護系統。

　　若你每年服用抗生素的次數超過一次，那當然建議你要補充益生菌，因為人體每次重建正常細菌保護網所需的時間都要至少一年或更久；此外，每次服用完抗生素後起碼要補充三個月以上的益生菌才行。好在大部分飲食健康且身體狀況良好的人是永遠不用使用抗生素的──一輩子都不會用到一次，因為免疫功能良好的人極少會出現危險的細菌感染情形。

　　益生菌補充品可能會對其他某些症狀如腸躁症、自體免疫疾病、過敏、頭痛、以及腸道中酵母過多的情況有所幫助。益生菌也能幫助那些飲食習慣不佳的人提升健康狀況。

　　研究人員針對益生菌在防止如感冒或流感這類病毒感染上的功效，進行了超過數十項的研究，而結果則是好壞皆有。大部分的研究顯示某些受試者在被隨機分配進治療組後，病程與嚴重度都有所減少[附175]。但這些一致性不足的證據表明益生菌在吃得不健康、身體出狀況的人身上更為有用；若飲食均衡且健康狀況普遍良好的話，補充益生菌的效用就不大了。

　　健康的飲食富含各類生菜、菇類、豆子，在沒有抗生素的情況下，能在腸道中提供足夠的好菌來幫助你維持健康並讓身體機能得以高效運作，因此你並不需要補充發酵食品如優格或是克非爾菌（kefir）來為消化道增添益菌，然而若一個人吃越多甜食、加工食品跟抗生素的話，就越有可能會需要持續補充益生菌了。

　　成年人、孩童、孕婦甚至是早產兒對於益生菌的耐受性都不錯，然

而免疫力嚴重低下的 HIV 病人、癌症患者或是正在接受化療的病患則不該補充益生菌。

🍴 鹽的攝取量

食鹽是由氯化鈉所組成，能提供人體正常運作所需的重要礦物質：鈉。然而，美國人的飲食習慣包含了數量大到危險的鹽，大約 80% 的鹽都是來自於加工食品與餐廳裡的食物。人類的飲食在過去幾百萬年來，鹽分只來自於天然食物中的鈉，不曾含有其他添加物的鹽，而每天的攝入量約為 600 到 800 毫克之間。但今日美式飲食中一個人每天所攝取的鈉量已經飆升到約 3,500 毫克了。

鹽分過量會導致的各種結果中，最惡名昭彰的就屬高血壓了。世界上有某一小部分地區的人是不在食物裡加鹽的，而他們的老年人就不會罹患高血壓（又稱血管張力過大）。美國人一生當中罹患高血壓的機率是 90%，所以儘管你的血壓現在是處於正常值，若你繼續維持典型美式飲食的話，還是會有高血壓的風險。

高血壓患者中有 62% 的比率會中風，49% 的人則是會引發冠狀動脈心臟病[附176]。值得注意的是，當收縮壓（血壓測量時的第一個數字）超過 115 的時候，雖然這屬於「正常值」的範圍，但心臟病發與中風的風險就已開始隨之攀升了。儘管你吃得很健康、動脈中也沒有產生任何斑塊，一旦晚年得到了高血壓，還是會損害腦中的細小血管，增加出血性腦中風的風險。

美國心臟協會認知到高血壓的嚴重風險，最近已將他們所建議的每日鈉攝取量從 2,300 毫克降到了 1,500 毫克。

除了血壓以外，鹽還具有其他的危險性。1990 年代時，專家發現鹽的攝取量與中風死亡率之間的關聯，比起高血壓與中風死亡率之間的關聯來得更為明顯；這項研究結果表明鹽可能會以與血壓無關的形式損害心血管系統[附177]。同樣的，雖然高血壓會導致腎臟疾病，但攝入過多的鈉除了讓腎臟受到高血壓的間接影響之外，也會以其他方式破壞腎臟[附178]。

進一步的研究證實長期攝取多餘的鈉會促進細胞過度增長，導致血管壁增厚，並改變結構蛋白質的生成讓血管變硬。在另一項研究中則是顯示高鈉攝取量會使頸動脈壁增厚，使得未來極有可能出現心臟病發及中風的風險，就算你沒有高血壓也是一樣[附179]。

高鹽攝取量也是骨質疏鬆症的一個風險因子，因為吃進多餘的鈉會促使鈣質從尿液中排出，導致骨骼缺鈣而減少骨質密度。美國人每日的鈉攝取量與髖部骨質流失量的增加有關，但骨折的情形能透過限制鈉的攝入量而降低。即便你採用的是高鈣飲食，若鹽分攝取量太高的話，骨頭中的鈣淨流失也還是會增加[附180]。

雖說最容易流失鈣質的群體是停經後的女性，然而年輕女孩若吃太多鹽的話，在青春期也可能導致無法達到骨質密度的高峰，讓這些女孩在老年時面臨骨質疏鬆的風險。

鹽分也是造成胃癌的最大因素。從 24 個國家的統計數據中可以發現，鈉的攝取量與胃癌死亡率有著極大的關聯，另一項研究也指出鹽的攝取量與胃癌發病率為正相關[附181]。高鹽分飲食會使得幽門螺旋桿菌增生，這是導致胃潰瘍、胃癌的危險因子[附182]。令人驚訝的是，高鈉攝取

量也與全因性死亡相關[附183]。

　　減少飲食中鹽分的攝取量不但對於高血壓患者來說十分重要，限制鹽分添加量對於健康的人來說也是有其必要性的。因為天然食物就能提供我們每天 600 到 800 毫克的鈉。比較明智的作法是制定額外鈉攝取量的上限，最好是比天然食物中所含的量再多上幾百毫克就好，我建議一天總共不要攝取超過 1,000 毫克的鈉，也就是說除了天然食物外，每天只能再多攝取 200 到 400 毫克的鹽分。

　　另外還需注意的是，價格昂貴的異國海鹽也還是鹽。所有的鹽都是來自於大海，因此所謂的海鹽也仍舊有超過 98% 的氯化鈉成分，每 1 茶匙所含的鈉和一般食鹽並無不同。海鹽裡頭可能含有少量的礦物質，但是含量之少無法跟天然植物類食物相比較，而剩餘的鈉也沒有因為這些礦物質而神奇地變得對人體無害。高營養、以蔬菜為主的飲食搭配少許鹽或完全不加鹽還是最理想的。

　　鹽也會讓你的味蕾疲乏，意味著若避免吃高鹽分與加工過的食物，你就能重新找回辨識及享受天然食物中各種細微味道的能力，並能在天然、無鹽的食物中體會到更多的樂趣。

　　由於大多數的鹽來自加工食品，很難從中找到沒有額外添加鈉的鹽。替代方案是忍著不在食物中加鹽，並且購買無鹽的罐頭食品以及湯品。若你一定要加鹽的話，請在食物上桌後、準備要吃前再加，因為鹽落在表面的話吃起來就會比較有味道一點。調味料像是番茄醬、芥末醬、醬油、照燒醬以及開胃小菜的鈉含量都很高，可以用大蒜、洋蔥、新鮮或乾的香草、香料、檸檬或萊姆汁，或是加點醋來替食物添加風味。嘗試看看各種方法來找出你喜歡的無鹽調味料吧。

🍽 有關咖啡的問題

經常有人問我咖啡對健康的影響：健康的飲食中可以包含咖啡嗎？咖啡真的對人體有益嗎？

先說好消息。據研究報告顯示咖啡裡有著神奇的力量，能夠預防糖尿病。2010 年有一項針對 18 個研究報告所進行的綜合分析數據中顯示每天多喝 1 杯咖啡，就能多降低 7% 罹患糖尿病的機率[附184]。這是很令人驚訝的結論，特別是由於在餐後，不論是喝一般或是低咖啡因咖啡都會提高葡萄糖濃度，因此本來的預期是咖啡會使得糖尿病惡化、而非改善病況[附185]。咖啡能降低糖尿病風險的原因仍舊未知，但是既然咖啡是源於深色的豆子，很有可能是因為其含有抗氧化劑、礦物質、或是其他植化素的關係。關於這一點，我們必須明白幾乎所有觀察研究中的受試者採取的都是標準美式飲食，因此體內非常缺乏抗氧化劑與植化素。

很有可能是標準美式飲食太缺乏營養了，導致每天早上的咖啡變成美國人植化素的最大宗來源！其他研究也支持這個可能性[附186]。綠原酸以及葫蘆巴鹼是咖啡中最主要的兩種植化素，被證實在攝取了糖分後，與安慰劑相比可以降低受試者血糖與血液中的胰島素濃度。所以這些植化素之所以對人體有益，很可能就是因其能提高胰島素的敏感度。

咖啡是否能在高營養的飲食基礎上，再額外提供人體保護是值得存疑的。若一個人的飲食沒有那麼缺乏抗氧化劑的話，類似效用的植化素也能從其他植物類食物中獲得，例如藍莓就含有抗氧化綠原酸，豌豆、扁豆、大豆、葵花籽也含有植物性雌激素葫蘆巴鹼。所以咖啡之所以有益的唯一原因就在於大部分美國人在飲食當中缺乏源於植物的植化素。

請注意：咖啡中含有一些植化素益處，能提供身體某種程度的保護來對抗某種疾病的這項事實，並不該成為咖啡被當做健康食物的理由。咖啡因仍舊是一種藥物、是一種興奮劑，讓你誤以為自己變得更有精神，就算睡眠不足也能夠撐下去。但除了降低睡眠時數以外，咖啡因還會減輕睡眠的深度，睡眠不足會引發疾病並加速老化，還會助長暴飲暴食的行為。那些喝含咖啡因飲料的人較容易吃進更多超過自己所需的食物，因為他們會將咖啡因發抖、頭痛、頭暈等戒斷症狀誤以為是肚子餓的關係。但會將此種解毒症狀錯估為飢餓是可以理解的，因為吃東西確實有助於症狀緩解。

若你對興奮劑上癮了的話，就不可能接觸到身體真正的飢餓訊號。若你想戒掉咖啡，請記住咖啡因戒斷症狀的消退期大約要 4 到 5 天，若症狀太嚴重，可以試試看慢慢減少咖啡的攝取量。比起戒掉咖啡，要提升整體健康更重要的一個目標是減重；但無論如何，攝取咖啡因都無法幫助你控制胃口與想吃東西的慾望，只有幫倒忙的份。

低咖啡因咖啡也並非毫無風險，用來脫咖啡因的化學物質可能具有毒性。喝低咖啡因咖啡之所以會增加罹患類風濕性關節炎的機率，可能和脫咖啡因時所使用到的添加劑有關[附187]。有鑑於此，或許選擇使用水洗的低咖啡因咖啡是較為安全的作法。

這一段想給各位的訊息是：咖啡有優點也有缺點，但它強大的成癮特質，加上可能會有的頭痛等戒斷症狀以及潛在使血壓升高的問題，使我們應該謹慎面對咖啡[附188]。而這些咖啡最可能造成的風險，則是完全沒有出現在新的研究報告中的。

我再說一遍：咖啡是一種藥物，而不是食物。就像大部分的藥物一

般，能夠帶來一些益處，但是其毒性作用及由此所帶來的風險可能會使得弊大於利。像我之前所說的，咖啡因是一種興奮劑，但唯有我們避免服用興奮劑和其他藥物時，才有可能擁有穩定且長久的健康生活。我不認為任何人應該依賴咖啡來預防糖尿病或癌症，若你選擇喝咖啡，請喝使用水洗（非化學處理）的低咖啡因咖啡，而且也不能再吃甜甜圈了。

 ## 關於大豆的爭議

亞洲人在荷爾蒙相關疾病例如乳癌、子宮癌以及前列腺癌上發病率較西方國家的人低，有報告指出大豆攝取量是造成發病率不同的原因之一。不過對於出生在亞洲但移民到美國的女性來說，她們罹患乳癌的機率也是較低的，原因可能是早年接觸到大豆的關係。但是很明顯地，大豆只是影響罹癌機率的其中一個因素，而現在我們知道它含有許多能讓飲食具防癌效果的成分。

現在我們很清楚青春期是乳房組織對環境刺激以及致癌物質最為敏感的時期，在此時攝取大豆能降低晚年罹患乳癌的機率。近期在《癌症流行病學》以及《美國臨床營養學期刊》上所刊出的報導指出在孩童以及青少年時期攝取大豆，能分別在成年後降低 60% 與 40% 的乳癌發病率[附189]。

大豆富含異黃酮，是植物性雌激素的一種。植物性雌激素則是一種在化學作用上類似於雌性激素的植物性物質。由於高雌性激素會提升乳癌機率，有些人預估大豆也會如此。但現在我們知道大豆中的植物性雌

激素事實上反而會阻擋身體受到雌性激素的影響。儘管網路上流傳著許多迷思，但是最近期也最可靠的臨床研究表明經過極少加工處理的大豆食品具有強大的抵抗力，能預防乳癌發生。

2006 年一項刊登在《美國國家癌症研究所期刊》上的綜合分析回顧了於 1978 年到 2004 年間，18 項針對大豆與乳癌方面所進行的研究，並總結說大豆總體而言對身體具有保護效果[附190]。在 2008 年時，又有另一項刊登在《英國營養學雜誌》上的綜合分析集結了 8 項研究（皆未包含在 2006 年的綜合分析中）的數據來進行回顧，也總結認為攝取大豆能降低乳癌風險。而這些效用與大豆攝取量有關，大豆異黃酮的每日攝取量中，每 10 毫克就能將風險降低 16%[附191]。

即使是在診斷出乳癌後，大豆仍對癌症具有抵抗力。一項針對乳癌存活者的新研究指出停經前的乳癌存活者，若大豆攝取量較多，之後復發的風險便會降低 23%[附192]。

大豆也能預防其他荷爾蒙類癌症。一項針對大豆攝取量與前列腺癌的綜合分析中發現，大豆食品攝取量高的人，遭患前列腺癌的風險能降低 31%[附193]。大豆也被證實能預防子宮內膜癌與卵巢癌[附194]。

大豆製品例如豆腐、豆漿都能幫助我們轉換到以植物為主的飲食習慣，少吃飽和脂肪與動物性蛋白質、多吃植物性蛋白質與蔬菜水果。美國對於大豆的攝取量比起亞洲國家來得要少許多，而最主要的大豆攝取來源還是大豆添加物或是加工食品中的分離大豆蛋白。

請注意，最有益健康的大豆食品是那些極少經過加工的食物，包括毛豆、豆腐、無糖豆漿以及天貝。各位應該要小心大豆仁以及其他的大豆加工製品，這些食物並不像天然豆類一樣保留許多有益的化合物以及

Omega-3 脂肪。食物的加工程序越多，內含的有益化合物就越容易被摧毀，只有加工程度最低的大豆食品才能夠算是有益健康的食物。然而，我並不建議為了降低罹癌風險而大量攝取大豆製品，健康的飲食應該要包含各式各樣的豆類，所有的豆類都富含有益的抗癌化合物，而不該只是過多地從大豆中獲取熱量。我一直主張食用各式各樣富含植化素的食物來最大程度地增進自己的健康，豆類也不例外。請試著多吃包括大豆等各種不同種類的豆子吧。

加工食品的營養程度低、含有高鹽、高丙烯醯胺以及其他有毒添加物，不應該被認為是健康食品。素食者與純素食者若定期吃素火雞、大豆漢堡、大豆冰淇淋、大豆熱狗、大豆起司和其他源於大豆的加工食品，那飲食習慣也是不健康的。分離大豆蛋白是經過大量加工的食物，在加工過程中會流失掉大量的天然微量營養素。維持良好健康的關鍵就是多吃未經加工的食物，因為它們每卡路里的營養密度含量較高。

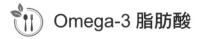 Omega-3 脂肪酸

另外一個我常常聽到的問題就是：該如何將 Omega-3 脂肪酸加進我的飲食當中呢？

美式飲食的 Omega-3 脂肪酸與太多的 Omega-6 脂肪酸毫無疑問太少。Omega-3 脂肪能降低發炎、抑制癌症發生、保護我們的大腦和血管。建構 Omega-3 脂肪的基礎是 α- 亞麻酸）。α- 亞麻酸能在大部分的堅果及種子中找到，尤其是亞麻籽、大麻籽、奇亞籽、核桃以及綠葉蔬

菜中含量特別多，然而大多數的人飲食當中都缺乏足夠的 α- 亞麻酸。

　　在上列食物中，亞麻籽與大麻籽的必需脂肪濃度含量最高。除了 Omega-3 以外，這些種子也含有能幫助抑制前列腺癌、乳癌、結直腸癌的植化素、抗氧化劑與纖維質。然而，這些具抵抗力的營養素與能抗癌的木酚素在油裡面含量卻不多，只有在天然種子裡頭含量才較為豐富。亞麻籽最好要磨成細粉來吃，因為它們非常難咬，整粒吃的話很可能會無法吸收而被人體排出。另外請記得要將磨碎的種子存放在冰箱中才能保鮮。

　　在種子、堅果以及綠色蔬菜中所發現的短鏈 Omega-3 脂肪是建構長鏈 DHA 脂肪的基礎，我們身體需要長鏈 DHA 脂肪來維持腦部、神經系統、以及免疫系統的正常運作。除了我們體內自行生成的 α- 亞麻酸以外，我們還需要從魚類、魚油與藻類中獲得 EPA 和 DHA。

綠色蔬菜、核桃與種子提供 *A*- 亞麻酸

α- 亞麻酸 ➡ EPA ➡ DHA

魚類與藻類提供 EPA 與 DHA

　　在過去魚類或是魚油被認為是 EPA 與 DHA 唯一的來源，但是近期也能夠在乾淨且條件可控的室內種植出純素且含有 Omega-3 的藻類，並從中萃取出 EPA 與 DHA。

　　我們不需要大量的 EPA 與 DHA，但若缺乏這些必需脂肪也會產生問題。體內 EPA 與 DHA 含量濃度低的話會導致下列疾病：

- 心臟疾病

- 憂鬱症

- 癌症

- 焦慮／恐慌

- 阿茲海默症

- 過動症

- 注意力缺失症

- 過敏

- 自體免疫疾病

- 皮膚病

- 發炎性腸道疾病

多年來科學家已經知道人類可以將從種子與綠色蔬菜中獲取的短鏈 Omega-3 脂肪（α- 亞麻酸）轉換為珍貴的 EPA 與 DHA。但問題在於，是否可以在不吃魚的情況下攝取到最佳的量？研究顯示人們將 α- 亞麻酸轉化為 DHA 的能力各不相同，所以沒辦法得出確切答案：有些人能將從綠色蔬菜、亞麻籽與核桃中所攝取到的 α- 亞麻酸轉換成足量的 EPA 與 DHA；但其他人卻可能無法辦到[附195]。男性一般可以轉換出來的量比女性來得要少，而且老化程度越高轉換能力也會隨之下降，因此代表服用補充劑對老年男性來說可能更為重要。

魚類含有豐富的 Omega-3，但同時也含有高濃度的動物性蛋白質與累積的環境污染物。如同我們之前所讀到的，吃太多動物性蛋白質會提高 IGF-1 濃度，IGF-1 濃度一旦升高就可能會致癌[附196]。美國國家環境保

護局提出警告：魚體內的污染物最主要的是汞、多氯聯苯（PCBs）、氯丹、戴奧辛以及 DDT。若在體脂肪中偵測到高濃度的 PCBs、氯丹與戴奧辛的話，罹患癌症的機率就會高出 3 到 10 倍之多[附197]。將有毒廢棄物倒入海洋顯然已經產生了負面的報應，所以雖然 DHA 確實是有益的脂肪，我們也還是要考慮該從什麼來源獲取它才是。

　　由於魚類比起其他食物受到更多污染，我們在吃進更多魚前就得先仔細看一下衛生單位所給的一般建議。增加魚類攝入量在一些研究中顯示會稍微增加糖尿病的發病率，並提升罹患前列腺癌與乳癌的風險[附198]。

　　經過多年遍覽證據與記錄病人體內的汞含量後，患者體內的汞含量與所攝取的魚肉量有一定且密切的正相關，所以我建議盡可能少吃或是完全不要吃魚，並且強烈建議要避免攝取任何那些含汞量出了名高的魚類，例如鯊魚、劍魚、鯖魚、狗魚以及鮭魚。

　　也請注意，不同的魚類與所在區域，其 DHA 的含量也會大不相同，養殖魚類例如吳郭魚就完全不含 DHA，甚至某些鮭魚（特別是養殖的鮭魚）所含的 DHA 量也非常少。

　　若你不吃魚而是吃魚油的話，你也仍舊會面臨到一個問題，那就是魚油裡頭的許多脂肪都已經變質腐敗了。若你曾經把魚油膠囊切開並嚐嚐看的話，可能會覺得吃起來有點汽油味。許多人抱怨吃魚油會出現打嗝、消化不良跟口臭的狀況，我也觀察到腐壞的魚油會增加肝臟的負擔，甚至造成肝功能異常。若要服用魚油的話，請確保是經過淨化且保證不含有任何汞殘留的，而且至少要切開一粒膠囊並直接嚐嚐看裡頭的魚油來確保魚油沒有腐壞。

　　另外，並非每個人都需要補充 EPA 與 DHA。一個人具體需要什麼

營養素可以經由血液檢測中查出，但是由於這類檢測不是到處都能做，我們大部分的人還是可以在不服用魚油的情況下，透過加入少許純素食 EPA 與 DHA 補充品的方式，來確保體內 EPA 與 DHA 營養含量充足。如上所述，現在我們可以在室內實驗室中用藻類培養出 DHA，所培養出來的 DHA 不含汞或是其他有毒物質，不會像野生藻類一樣受到污染。近期一項隨機的安慰劑對照研究指出每天攝取 100 毫克的 DHA 會使 Omega-3 指數從 4.8%（差）增加到 8.4%（優），代表每天即使只攝取了相對低劑量的純 DHA 就能跟吃進大量魚油一樣的有效果[附199]。

　　癌症是一種複雜的疾病，考量到整體情況，我們應該要謹慎使用任何補充品，包括 Omega-3 脂肪也是一樣。超過身體所需的 Omega-3 脂肪酸量未必對身體有益，然而若體內營養含量低於身體所需也絕對是不利於健康的。

　　總而言之，要確保體內 Omega-3 含量充足，除了進行血液檢測以外，我建議每天要攝取 100 到 200 毫克的 DHA，再加上一大匙磨碎的亞麻籽來補充 α- 亞麻酸。請記得一點：所有營養素過與不及都會對人體造成傷害。

 有機蔬果以及危險的農藥

　　美國國家環境保護局的報告中指出，現在所使用的大部分農藥都有可能致癌。針對農民所進行的研究顯示，農藥的使用與腦癌、帕金森氏症、多發性骨髓瘤、白血病、淋巴瘤、胃癌與前列腺癌有關[附200]。

現在大家的疑問依舊是：採收下來的食物中所殘留的少量農藥是在過去有大量針對典型需使用農藥的農產品所進行之研究，發現不論其有機與否，只要吃了這些農產品癌症發病率就會降低、也能增加疾病抵抗力。代表攝取富含植化素的農產品對健康的益處大大超越了任何農藥殘留可能會帶來的風險。同樣地，一些科學家也認為農產品上極低的農藥殘留對健康的影響是微不足道的，還不如多注意一些全天然食物中本來就會產生的毒素。

但現在，這項觀點的準確度可能不再是百分之百了：近期的研究發現從食物中攝入農藥與罹患特定疾病有所關聯。接觸到有機磷（有機磷農藥會使用在許多種作物上，包括玉米、蘋果、梨子、葡萄、莓果與桃子）會導致孩童罹患 ADHD、產生行為障礙與神經發展缺陷[201]。許多種農藥都可能造成大腦損傷，引起帕金森氏症，包括用在多種蔬菜作物上的魚藤酮和巴拉刈[5] 以及主要在油脂食品如肉類、乳製品與魚類中會看到的有機氯（在最初噴灑於植物上後，透過食物鏈一路向上累積）[202]。

若你擔心農藥與化學藥劑，請記得動物製品如乳類、魚類、牛肉都含有毒性最強的化學殘留，因為母牛以及小公牛會吃進大量受污染的食物。你在動物製品中可以找到某些高劑量的農藥與危險化學藥劑殘留，然而，若你主要攝取的是非精緻類植物性食物，就能自動減少接觸到大部分危險化學產品的機率了。

然而吃進種植與採收過程中使用農藥的蔬果也總是好過完全不吃蔬

5　巴拉刈在台灣屬於劇毒農藥，2020 年 2 月立法禁用。

果，但是減少接觸農藥殘留也是明智的決定。美國環境工作組織會定期
提供一份名為「最骯髒的 12 種蔬果」（農藥殘留最多的）以及「最乾
淨的 15 種蔬果」（農藥殘留最少）的農產品清單。以下是最近期的一
份清單內容：

農藥殘留量高——盡量買有機的		農藥殘留量低——可以買有機的也可以買傳統的	
芹菜	甜椒	洋蔥	高麗菜
水蜜桃	菠菜	酪梨	茄子
草莓	羽衣甘藍	甜玉米	哈密瓜
蘋果	櫻桃	鳳梨	西瓜
藍莓	馬鈴薯	芒果	葡萄柚
油桃	進口葡萄	甜豆	地瓜
		蘆筍	香瓜
		奇異果	

　　若可以的話水果應該要剝皮吃，而且除非你能夠買到有機的蔬果，
否則不要吃皮。若生菜與高麗菜並非是有機耕種的，請將最外層的葉子
剝下來丟掉；如果其他蔬菜的表面無法去皮，則可以用肥皂與清水沖
洗，或是用市售的蔬果清潔劑來清洗乾淨。

　　當我們購買有機蔬果時，就能最小化與周圍環境接觸到農藥的機
率。有機農業很顯然是一個更為環保的選項，根據美國農業部的說法，
有機農業「整合了文化、生物、和機械運用，來促進資源循環、推廣生

態平衡、並保護生物多樣性。」[附203] 支持有機農業能增加有機農產品的需求並減少農地（以及農民）曝露在潛在有害農業化學藥劑的機率。

有機農產品通常比傳統的農作物含有更多營養素，特別是礦物質與抗氧化劑。有機蘋果、李子、藍莓、葡萄、草莓、玉米都顯示它們比起傳統的作物具有更多的抗氧化能力。同樣地，有機草莓也較傳統草莓有更多的抗癌活性[附204]。

科學家們推斷若植物在成長時沒有添加農藥，就等於被迫要自己面臨昆蟲的壓力，使其產生更多對人體有益的抗氧化物。

總之一句話：購買有機產品是明智的決定，有機食物不但吃起來更美味，而且有機農業還能保護農民與我們的環境。

 ## 超級免疫力與自體免疫疾病

當我們的免疫系統運作正常時，就如同體內有一支軍隊在隨時捍衛我們的生命、提供保護。然而經過多年來的營養失調，免疫系統不但失去了攻擊微生物與腫瘤細胞的保護功能，反而還會開始攻擊正常的細胞。當免疫系統開始攻擊我們的皮膚、關節、內臟時，就會出現所謂的「自體免疫」疾病。乾癬、紅斑性狼瘡、類風濕性關節炎、結締組織疾病都是一些例子，但除此之外還有約 100 種臨床症狀也被視為是自體免疫疾病。發炎性腸道疾病如克隆氏症以及潰瘍性結腸炎也都屬於自體免疫疾病的一種，但因為一般是由腸胃科醫生而非風濕免疫科醫生來進行治療，所以被歸入其他類疾病。但無論如何，這些都是可以在血液中發

現發炎指標的類似疾病，因此也和全身性自體免疫疾病同屬一種類別。

二十多年來，我透過營養介入療法成功治癒許多自體免疫疾病的病人，也獲得很多正面的回饋與結果[附205]。最近有 16 名患有類風濕性關節炎的病人回覆了我在傅爾曼醫生網站的會員問卷，他們全部都回報說症狀有顯著改善，而且有半數的人甚至說症狀完全消失了。很顯然地，並非每位患有這類疾病的患者都能達到完全康復、不用吃藥的狀態，然而我的經驗讓我能夠有一定程度的自信跟病人保證說他們的病況很有可能會改善，而且還有許多治癒的案例，這一點是非常振奮人心的。

不僅是我的發現記錄了營養均衡能改善自體免疫症狀，以素食為主的人與純素食者也在醫學文獻中回報吃素能有效對抗自體免疫疾病[附206]。我發現原因不光是由於病人選擇吃純素，也是因其改善的飲食當中富含了能支持免疫功能的微量營養素，尤其綠色十字花科蔬菜還能進一步地增加康復機率。關鍵在於充滿微量營養素與抗氧化劑的飲食可以修復致病的免疫系統缺陷[附207]。

人體複雜的免疫反應如同民主政府一樣，是由一個制衡系統所控制的。免疫系統主導的攻擊中包含了許多部分：首先我們的抗體要標記出需要攻擊的區域；然後其他細胞便會開始工作，分泌出警告物質，開始進行攻擊並促進其他具攻擊性的細胞增生；最後會有細胞來控制、調節、並且在特定時間點結束整個攻擊行動，以防止過度反應發生。在如紅斑性狼瘡的自體免疫疾病中，我們會發現免疫反應是不受控制的。

隨著我們對於發炎機制與原因越來越了解，我們也更加清楚什麼因素能產生有利的環境來改善並治療自體免疫疾病。用營養療法來治療自體免疫疾病是有科學根據的，重點在於排除體內毒素與限制過量飲食，

與此同時補充大量營養素來幫助壞損、對刺激反應過度而無法關閉的免疫功能恢復正常。

儘管取得了極佳的臨床成果，並且在個案研究發表與醫學期刊文章中都記錄了營養介入療法的有效之處，[附208] 醫療單位以及主要的研究中心卻還是對於研究將均衡營養做為風濕免疫疾病的一種療法不感興趣。

目前使用藥物治療並進行藥物測試已是根深柢固的現狀，要反對這一現狀是非常困難的。若要在醫學院及住院醫生實習計畫中教授我這套自體免疫疾病療法的話，基層醫師就得在病人一開始出現自體免疫疾病徵兆的時候就採用營養療法，而不是開立一堆有危險副作用的藥物讓病人吃一輩子。我目前正在和營養研究基金會底下的營養研究計畫合作，希望能取得更全面的研究成果。

我多年執業的過程中看過許多驚人的成功案例，下面是其中幾項：

> 我得到紅斑性狼瘡已經二十年了，曾服用過奎寧、滅殺除癌錠、培尼皮質醇（Prednisone）、以及其他高劑量的有毒藥物，但卻還是被囚禁在孤立無援的痛苦當中失落無助地活了好幾年。我在網路上搜尋了許多年，想要找找有沒有什麼其他辦法，在這幾年中，我嘗試過針灸、脊椎矯正、按摩、運動、壓力管理、吃維生素、藥草、各種油類包括魚油、抗生素以及其他的療法，最終謝天謝地讓我找到了傅爾曼醫生。因為傅爾曼醫生的療法，我今天才能精神飽滿地過上正常的生活，關節也不再疼痛，而我也不必再吃藥了。
>
> ——雪柔·普拉提

通常找上我的病人都患有紅斑性狼瘡或是類風濕性關節炎，他們的經歷都很類似，而他們的醫生聽到病人說想採用自然療法來治療疾病時都會非常生氣。下面黛博拉・布萊克的故事就是很典型的例子：

我當時感到身體疲累並且有些發癢已經好幾個月了。在我因為臉上出現疹子而被轉介到皮膚科後，醫生說我得到了紅斑性狼瘡。沒有多加解釋，那位皮膚科醫生就開給了我奎寧與培尼皮質醇的藥。我問了醫生關於這些藥物的危險性，醫生說我未來一生都要吃這些藥物，若我沒有好好吃藥的話，紅斑性狼瘡就會攻擊我的關節與腎臟，甚至最終能導致死亡，於是我滿臉淚痕地離開了診間。

然後我去看了傅爾曼醫生，希望能找到其他的治療方法。傅爾曼醫生告訴了我關於他用營養療法成功治癒紅斑性狼瘡的經驗，並且自信滿滿地說他可以幫助我。他提到了幾項醫學研究支持此種療法的效用，但是也說大部分醫生對除了開藥以外的療法都興趣缺缺。

但我想反正也沒有什麼好損失的，於是便聽從傅爾曼醫生的指示開始了以蔬菜為主的飲食，吃打碎的沙拉、新鮮蔬果汁、蔬菜、豆湯搭配洋蔥與菇類，再加上綠色十字花科蔬菜以及大量的莓果和種子。他也教我如何自製好喝的湯品，要我再多吃 3 種不同的營養補充品，並為我制定菜單，告訴我什麼該吃什麼不該吃，我緊隨指示、充滿幹勁與決心。

在開始進行傅爾曼醫生的飲食計畫 6 天後，我出現了「非

常奇怪」的感覺，像是整個身體裡面都被太陽曬傷了一樣，皮膚很熱、很癢。我驚慌失措地打給傅爾曼醫生，他反倒很高興，說身體這麼快就有這種反應是個好兆頭，代表我的身體在戒掉並排除之前飲食中所產生的毒素，他解釋說這是治癒我醜陋皮膚紅疹的第一步。幾天之後我僵硬及疼痛的症狀出現了大幅的改善，我無法相信自己這麼快就能有如此良好的感受。在1個月內，我皮膚上（因紅斑性狼瘡而引起）的盤狀紅斑已經完全消失了，我看起來容光煥發，感受也非常好，每個人都對我說我看起來好極了。我的皮膚柔軟光滑，已經從疾病中康復了。我回去找那位皮膚科醫生，興奮地跟他分享我的經歷，但他卻開始動怒並對我大聲吼叫——「胡說八道」他說，然後叫我滾出他的診間。

透過良好均衡的營養來讓自己更加健康是自體免疫疾病患者唯一能完全脫離藥物的方法，許多個案光是吃素就能讓病情出現大幅改善。但要銘記於心的重點是食物為我們與外在環境最主要的連結，食物選擇可以讓免疫系統往負面或正面的方向運作。除了可能攝入本身含有毒素的食物以外，消化不完全的動物性蛋白質也會被人體吸收進血液中，在促進抗體的過度反應上扮演重要的角色，並因而引發自體免疫疾病。

然而在大多數情況下，病患可以透過具體調整飲食習慣並搭配所需的營養補充品，來將治療的成效最大化。我在過去十五年間治療及幫助數百名自體免疫疾病患者時，發現到若這些病患能攝取富含高營養價值的綠色蔬菜，特別是十字花科蔬菜如高麗菜、花椰菜和甘藍菜，再搭配

一些對身體有益的營養補充品的話，取得最佳療效的比例會是最高的。

治療自體免疫的方法有幾項重點：

1. 吃充滿綠色蔬菜、富含營養的純素飲食。

2. 吃打碎的沙拉和／或蔬果汁（使用綠葉蔬菜）來讓有益身體的植化素化合物更容易被人體吸收。

3. 補充 EPA 與 DHA。

4. 補充腸道益生菌。

5. 補充天然的抗發炎物質，例如薑黃、薑、檞皮素、以及其他的生物類黃酮。

6. 補充綜合維生素／礦物質再加上維生素 D。

7. 避免吃鹽、小麥、油、以及其他高糖分甜點。

能讓這些本該無法治癒的疾病有顯著的改善，甚至是完全康復是一件很振奮人心的事情。患有這些疾病的病人一般來說都會很積極地想要痊癒，因此願意嘗試任何能提升健康、加速康復的改變。我知道有成千上萬的病患曾去找過醫生，拜託他們用無毒的天然療法來治療疾病，但卻被告知說飲食與營養介入的療法是沒有成效的。

吉兒的故事可說是許多受苦病患的共同經歷：

我得到紅斑性狼瘡的故事始於 1992 年，當時我 32 歲。我經歷了嚴重的關節疼痛、疲倦、以及臉部紅疹，血液檢測結果出來後判定是紅斑性狼瘡。一開始我想起碼現在診斷出病因，

這是個好消息，可以想辦法治療了。但是醫生卻告訴我這是無法痊癒的，而我終極一生都得與此疾病共存，並且必須吃藥一輩子，風濕免疫科的醫生甚至還說我很可能會因此而死亡。就算是服用了藥物，我也還是持續發著低燒、沒有精神、臉部發紅、身體僵硬、關節疼痛。

我無法接受自己被判了死刑，只能仰賴有毒藥物來維持生命。我尋找各種關於此疾病的資料並進行研究，並轉而吃素與進行一些替代療法，這些作法開始出現了一些成效。於是我從位於維吉尼亞的家中搭火車北上紐澤西會診傅爾曼醫生，他說服我採取更進一步的措施來重新找回健康，我決心實施更為健康的「天然食物飲食」法，並進行一些節食。很快地我就感覺自己如同重返青春似的，多年來我的臉首次不再發燙發紅，關節感到好極了，而且精力充沛。我減掉了一些體重，現在看起來整個人神采奕奕。

之後我回去看了那位風濕免疫科醫生，他在一家教學醫院看診，我想他應該會對我從紅斑性狼瘡中康復的故事感興趣。但當我開始告訴他我的經歷和重新找回健康的過程時，他卻在表中寫下了「自我痊癒」四個字，我非常震驚，他對於我康復的細節完全不感興趣，而且在我開始描述發生了什麼事的時候他還從診間走了出去。

現在九年過去了，我仍舊沒有任何紅斑性狼瘡復發的症狀，紅斑性狼瘡已經不再是我生活的一部分了。我現在能打網球並且參加本地網球隊的比賽。現在才認識我的人根本猜想不

到我曾經連和別人握手都會感到疼痛難耐。

無論你今天的健康狀況如何，都能有所改善。當我們做出了正確的選擇時，就能活得更好、更健康。不要隨波逐流、不要接受自己終其一生只能靠藥物過活這件事。你能痊癒的，你的身體具有神奇的治癒潛能等待著你用超級營養將其發揮出來。

實現良好健康是你能力所及之事，而且在過程中你會看起來更棒、感覺更棒、並且活得更長。更好的消息是，你將在接下來的幾頁中發現超級免疫力飲食也可以十分美味。

第七章

菜單與食譜

當我的孩子 8 個月大時耳部遭到了第四次的感染，因此必須進行第四次的抗生素療程。我在尋找更好的解決方法時聽說了傅爾曼醫生，在與他會診過一次後就根據指示更改了兒子的飲食配方，從此之後伊凡就再也沒有得到任何一次耳炎了。

——安卓亞·衛斯特幅

要能真正體驗到富含微量營養素的超級免疫力飲食所帶來的快樂與益處，你就必須學會怎麼在廚房中煮出富含營養的餐食。為了展現給你看如何實際應用這些概念，並且體會到富含營養的食物所擁有的美好風味與口感，我在這裡提供了 2 週的飲食計畫範例，以及一系列美味的食譜。這些能幫助你了解並充分掌握煮出高營養食物的基本技巧與原則。

一開始可以先從沙拉吃起，確保你和家人每天都至少吃 1 次大份的綠色沙拉。由於沙拉是如此重要，下面獨特的健康美味沙拉淋醬就是食譜的重點，你一定要試著做做看才能知道它們有多好吃。

如果你覺得一次採納所有的建議實在太過困難，可以先規定自己在午餐與晚餐中都加入沙拉或是煮過的綠色蔬菜（而且大部分的時候都要

在這些蔬菜中包含菇類與洋蔥）。

　　之後的下一步就是 1 週至少要煮一大鍋食譜中所列的其中一種蔬菜豆湯。在吃完第一頓後，剩下的湯可以在該週慢慢喝完。

　　你能在 2 週內完成這些基本要求：每天吃沙拉、大部分的日子喝一碗蔬菜豆湯配菇類與洋蔥，並且每天煮綠色蔬菜來吃。但這只是開頭：你可能會發現在試過許多我提供於此的美妙食譜後，內心已經因為食用這些超棒食物所產生的快樂與享受而克服掉改變的恐懼了。

　　你可以針對自己的口味與生活習慣來更換食物、調整食譜。除了那些自己僱有廚師的人以外，很難有人可以每天準備出不同的菜餚。在現實生活中，你在煮一道菜時一次會煮好幾頓餐的分量，然後連續幾天都不用再煮東西，直到所有剩菜都吃完為止。所以在現實中，這 2 週的食譜實際上應該能讓你的菜餚種類更豐富、能吃上好幾個星期。

　　你在早餐時可以簡單地享用水果與堅果，午餐則是一大碗搭配豆類與健康沙拉淋醬的沙拉，然後晚餐可以喝 1 碗（幾天前就煮好的）好喝的湯。生活很忙碌，因此當你煮菜時請多做一點，接下來幾天就吃剩菜即可。湯品放在冰箱中可以擺上 5 天，若放在冷凍庫的話就能保存更久；沙拉淋醬放冷藏的話 3 天內還是可以吃起來很新鮮。所以若你要為全家人煮菜，將此處的食譜分量加倍就能多煮出好幾頓餐的量。

　　好好計畫你煮菜與買菜的行程，如此一來你才知道有哪幾天晚上不用下廚，然後就能規劃其他有趣的家庭活動或是在那些晚上去做做運動。許多人發現 1 週買菜與下廚 2 次就足以準備出大部分 1 週所需的健康菜餚了。

　　請記得新鮮水果與蔬菜不論是生吃還是熟食你都可以想吃多少吃多

少，但請每天吃 1 份豆類，並至少要吃 30 公克的生堅果與種子（約 ¼ 杯）。由於你已經放棄許多不健康的食物了，請讓自己好好享受各種美味、充滿異國風味的水果與蔬菜吧，晚餐後也可以來一點好吃的健康甜點，並試試看用不同的新鮮香草與香料來為你的食物增添風味。

另外家裡也要常備一些健康的食物，若你離家去工作、旅行、玩樂時，可以打包一些食物帶著走，這樣才不會陷入只有不健康食物的選項當中。吃得健康的關鍵就是要在家裡儲備各種健康食物，照著一些美味的健康食譜來烹飪食材，並且將不健康的食物選項從家中剔除。

如同之前所提到的，我已經提供了一些健康的沙拉淋醬食譜來讓你淋在自己所搭配的綠色蔬菜上。之後還會有一系列的沙拉食譜，包括沙拉淋醬製作與蔬菜食材建議，但你也可以依照自己的創意來混搭這些醬料。這些食譜是設計來讓你有個美味的開始，但一旦你有了經驗，就可以按照自己的喜好進行調整、做出變化。

若你想要的話，也可以在任何蔬菜或豆類菜餚中加入少量的動物製品來變換口味；然而我建議女性 1 週不要添加多於 300 公克的動物製品，男性則是不要多餘 350 公克，換句話說就是不要在任何一餐吃進大量的動物製品，而是將其做為佐料或是調味料來增添湯品、燉菜或是沙拉的風味。在你依照部分食譜烹飪時會發現加入非常少量的肉類、魚類或海鮮可以增添熟悉的風味，但請避免吃進任何加工肉品、醃肉、或是烤肉。

正如我們所看到的，在植物營養飲食法中不一定要採用動物製品，你可以是純素食者、近素食者或是彈性素食者。時不時想吃動物製品也沒關係，但請記得分量一定要非常少，而且不管是什麼情況下都還是要

維持健康飲食才行。若你想在飲食中加入動物製品來維持風味，請更加限制自己的用油量以及其他加工食品的攝取量，如此一來你仍舊有 90% 的卡路里來源是由高營養含量的食物所組成的。若你想要在飲食中將動物製品限制到適當的量，我會建議：若你在某些日子食用了動物製品，那隔天就完全吃純素。這樣一來就能很難超過我在超級免疫力與抗癌生活方式中所規定的動物製品低標了。

這本書中所有的食譜都非常美味，而且完全是純素食的。然而在部分食譜中，我會提供非素食的選項，讓人們可以添加一點點動物製品來提升風味，這都是你可以自行選擇的。比方說你可以煮泰式長壽燉菜搭配上些許煮過的蝦子或干貝；也可以在十字花科蔬菜濃咖哩中加入幾條切碎的雞肉、火雞肉或是響尾蛇（開玩笑的！）來增添風味。下面所有包含非素食選項的食譜後面都已經加上了星號，並列在第 203 頁中。

超級免疫力菜單計畫表

第 *1* 週

第 1 天

早餐

- 紫米布丁

午餐

- 菠菜沙拉搭配草莓芝麻油醋醬
- 香濃白豆配櫛瓜

晚餐

- 生菜（荷蘭豆、花椰菜跟胡蘿蔔）搭配黑豆千島醬
- 香脆種子羽衣甘藍南瓜燉菜
- 黑櫻桃雪酪

第 2 天

早餐

- 排毒綠茶
- 超級種子燕麥粥

午餐

- 阿滋提克餡料
- 鳳梨或新鮮水果

晚餐

- 香菇水田芥湯 *
- 超級食物餡甜椒
- 奇亞籽餅乾搭配杏仁大麻營養奶

第 3 天

早餐

- 紫色活力蔬果昔

午餐

- 香菇水田芥湯 *（剩菜）
- 橡實南瓜盅
- 西瓜或是其他新鮮水果

晚餐

- 綜合綠葉沙拉搭配各種蔬菜與磨碎的奇亞籽，淋香蕉薑醬
- 十字花科蔬菜濃咖哩*
- 芒果或新鮮水果

第 4 天

早餐
- 野生藍莓熱早餐

午餐
- 特製凱薩沙拉
- 活力莓果凍

晚餐
- 羽衣甘藍風味爆米花
- 傅爾曼醫生的著名防癌湯
- 草莓配巧克力沾醬

第 5 天

早餐
- 香蕉莓果早餐

午餐
- 綠葉嫩菜沙拉搭配柳橙腰果芝麻淋醬
- 傅爾曼醫生的著名防癌湯（剩菜）
- 奇異果或新鮮水果

晚餐
- 綜合綠葉沙拉與芝麻菜灑上葵花籽，搭配俄式甜菜根淋醬
- 全麥義大利麵搭配俄羅斯酸奶風味蘑菇螺旋麵 *
- 新鮮或冷凍的櫻桃

第 6 天

早餐
- 華爾道夫沙拉果昔

午餐
- 義大利餡料 *
- 切片番茄搭配義大利陳年葡萄醋與地中海松子
- 香瓜或新鮮水果

晚餐
- 三重享受高麗菜沙拉
- 枸杞辣椒燉菜
- 蘋果草莓堅果杯

第 7 天

早餐

- 拌炒蔬菜豆腐 *
- 杏仁大麻營養奶

午餐

- 番茄濃湯
- 醃漬羽衣甘藍沙拉
- 切片蘋果搭配金黃洋蔥球

晚餐

- 苦苣與蘿蔓生菜包黑豆玉米莎莎醬
- 健康漢堡 *，全穀物麵包夾酪梨、生菜、番茄和洋蔥
- 自製番茄醬
- 蒸花椰菜
- 健康巧克力蛋糕

第 **2** 週

第 1 天

早餐
- 甜菜地瓜餅配草莓醬

午餐
- 蘿蔓生菜與大白菜沙拉搭配枸杞義大利陳年葡萄醋淋醬
- 蘑菇普羅旺斯燉菜
- 柑橘或新鮮水果

晚餐
- 扁豆燉菜
- 摩洛哥羽衣甘藍雜煮
- 新鮮鳳梨塊

第 2 天

早餐
- 莓果早餐精力棒
- 肉桂蘋果 Omega 奶

午餐
- 孟買餡料
- 胡蘿蔔和紅椒條
- 木瓜配萊姆或其他新鮮水果

晚餐
- 綜合綠葉與番茄沙拉搭配青醬淋醬
- 香濃羽衣甘藍湯
- 新鮮或冷凍藍莓

第 3 天

早餐
- 香蕉莓果昔

午餐
- 茄子鷹嘴豆
- 生蔬菜（櫛瓜、紅椒、蜜豆）
- 波特貝勒菇燉豆
- 櫻桃或新鮮水果

晚餐
- 蘋果青江菜沙拉
- 焗烤瑞士甜菜與地瓜*
- 金黃松露球

第 4 天

早餐

• 綜合蔬菜碗

午餐

• 蘑菇胡桃南瓜湯
• 生菜包黑豆
• 熱帶水果沙拉

晚餐

• 營養綠色沙拉搭配黑無花果淋醬
• 泰式長壽燉菜 *
• 野生藍莓蘋果派或是綜合莓果

第 5 天

早餐

• 石榴天然麥片

午餐

• 活力小沙拉
• 蘋果搭配生腰果醬

晚餐

• 金線瓜蔬菜麵
• 全美式香菇波菜黑豆布朗尼

第 6 天

早餐

• 綠色蔬果昔

午餐

• 簡易蔬菜披薩 *
• 波蘭風味抱子甘藍
• 葡萄或新鮮水果

晚餐

• 綜合綠葉與花椰菜苗沙拉搭配花生薑淋醬
• 金黃奧地利椰菜花濃湯
• 藍莓核桃脆雪酪

第 7 天

早餐

• 蘋果黑莓露

午餐

• 彩虹碎片沙拉
• 金黃奧地利椰菜花濃湯（剩菜）
• 芒果或其他新鮮水果

晚餐

• 生蔬菜（黃瓜、苦苣、紅椒）
• 簡單酪梨醬
• 墨西哥豆捲
• 低鈉莎莎醬
• 椰子胡蘿蔔派

食譜索引

早餐

蘋果黑莓露 204

紫米布丁 204

莓果早餐精力棒 205

綜合蔬菜碗 206

石榴天然麥片 207

香蕉莓果早餐 207

超級種子燕麥粥 207

甜菜地瓜餅配草莓醬 208

拌炒蔬菜豆腐 209

野生藍莓熱早餐 210

蔬果昔以及飲料

杏仁大麻營養奶 211

肉桂蘋果 Omega 奶 211

排毒綠茶 212

綠色蔬果昔 212

紫色活力蔬果昔 213

香蕉莓果昔 213

華爾道夫沙拉果昔 214

沙拉淋醬

香蕉薑淋醬 215

枸杞義大利陳年葡萄醋淋醬 215

柳橙腰果芝麻淋醬 216

花生薑淋醬 216

青醬淋醬 217

俄式甜菜根淋醬 217

沙拉

蘋果青江菜沙拉 219

特製凱薩沙拉 219

醃漬羽衣甘藍沙拉 220

營養綠色沙拉搭配黑無花果淋醬 221

活力小沙拉 222

彩虹碎片沙拉 222

菠菜沙拉搭配草莓芝麻油醋醬 223

三重享受高麗菜沙拉 223

熱帶水果沙拉 224

沾醬、零食以及調味料

黑豆玉米莎莎醬 226

茄子鷹嘴豆 227

金黃洋蔥球 227

自製番茄醬 228

黑豆千島醬 228

羽衣甘藍風味爆米花 229

簡單酪梨醬 230

湯品

香濃羽衣甘藍湯 231

蘑菇胡桃南瓜湯 232

傅爾曼醫生的著名防癌湯 232

金黃奧地利椰菜花濃湯 233

香菇水田芥湯 234

番茄濃湯 235

主菜

橡實南瓜盅 237

全美式香菇波菜 237

墨西哥豆捲 238

健康漢堡 239

生菜包黑豆 240

香脆種子羽衣甘藍南瓜燉菜 241

波蘭風味抱子甘藍 241

十字花科蔬菜濃咖哩 242

蘑菇普羅旺斯燉菜 243

簡易蔬菜披薩 244

枸杞辣椒燉菜 244

摩洛哥羽衣甘藍雜煮 245

扁豆燉菜 246

俄羅斯酸奶風味蘑菇螺旋麵 246

波特貝勒菇燉豆 248

金線瓜蔬菜麵 248

超級食物餡甜椒 249

焗烤瑞士甜菜與地瓜 250

香濃白豆配櫛瓜 251

泰式長壽燉菜 252

口袋餅、捲餅餡料

阿滋提克餡料 254

義大利餡料 254

孟買餡料 255

甜點

蘋果草莓堅果杯 256

活力莓果凍 257

黑豆布朗尼 257

黑櫻桃雪酪 258

奇亞籽餅乾 258

新鮮水果與莓果的巧克力沾醬 259

藍莓核桃脆雪酪 259

椰子胡蘿蔔派 260

金黃松露球 262

健康巧克力蛋糕 262

野生藍莓蘋果派 264

非素食選項食譜

拌炒蔬菜豆腐 209

香菇水田芥湯 234

健康漢堡 239

十字花科蔬菜濃咖哩 242

簡易蔬菜披薩 244

俄羅斯酸奶風味蘑菇螺旋麵 246

焗烤瑞士甜菜與地瓜 250

義大利餡料 254

泰式長壽燉菜 252

早餐食譜

蘋果黑莓露 分量：4

- 黑醋栗 1 杯
- 水 ⅓ 杯
- 蘋果 8 顆，去皮、去核、切丁
- 黑莓 ½ 杯
- 碎核桃 ½ 杯
- 磨碎的亞麻籽 4 大匙
- 磨碎的肉桂 1 茶匙
- 磨碎的香草籽 1 茶匙

　　將黑醋栗放入平底鍋後並加入水。放入蘋果丁，蓋上鍋蓋。用非常小的火蒸煮 5 分鐘。加入黑莓再煮 2 分鐘。將混合好的蘋果與黑莓倒到碗裡，並將剩餘的材料一併倒入碗中均勻攪拌後即可食用。

紫米布丁 分量：4

- 煮熟的紫米 2 杯
- 無糖豆漿、大麻奶或杏仁奶 2 杯
- 蘋果乾 ½ 杯，浸泡在 ½ 杯的水裡直到泡軟為止，然後切丁（泡過蘋果乾的水先留起來稍後用）
- 冷凍野生藍莓 1 杯

- 帝王椰棗 2 顆（或是加州椰棗 4 顆），去核並細切
- 黑醋栗 1 大匙
- 磨碎的肉桂 2 茶匙
- 香草精 2 茶匙
- 磨碎的奇亞籽 1 大匙

　　將除了奇亞籽以外的所有材料都倒入中型湯鍋中，用中大火煮滾後將火轉小，並以小火慢燉 15 分鐘後關火。加入奇亞籽並攪拌均勻，蓋上鍋蓋讓混合好的食材再燜 5 分鐘。

　　此食譜可以當作早餐或是晚餐後的絕佳甜點，熱著吃或是冷著吃都可以，也可以在面上加一杓冷凍香蕉奶油。

　　將冷凍香蕉切片與少量的香草大麻奶或香草豆漿拌在一起來製作冷凍香蕉奶油。

莓果早餐精力棒　　　　　　　　　　　　　　　　分量：8

- 熟香蕉 1 根
- 傳統燕麥片 1 杯（非即食或速食燕麥片）
- 冷凍藍莓 1 杯，需解凍
- 葡萄乾 ¼ 杯
- 石榴汁 ⅛ 杯
- 切得細碎的椰棗 2 大匙
- 切碎的核桃 1 大匙
- 枸杞 1 大匙
- 生葵花籽 1 大匙
- 磨碎的亞麻籽 2 大匙

將烤箱預熱至 175℃。拿一個大碗將剝皮後的香蕉搗碎，再把剩餘的食材加進碗中，均勻攪拌。用少許橄欖油輕拭 8×8 英吋的烤盤，將混合好的食材均勻平鋪在烤盤上烤 25 分鐘。烤好後放在冷卻架上冷卻，並切成條狀食用。別忘了將吃剩的早餐棒冰到冰箱。

綜合蔬菜碗 分量：2

- 蘋果 1 顆，去核、切片
- 香蕉 1 根，切片
- 柳橙 1 顆，切成多份
- 藍莓 ½ 杯
- 切片的草莓 ½ 杯
- 磨碎的奇亞籽、大麻籽、或亞麻籽 2 大匙
- 切碎的核桃 2 大匙

將水果與莓果混合後，加入種子與堅果然後拌勻食用。

石榴天然麥片 分量：2

- 石榴汁 ½ 杯
- 燕麥碎粒或是傳統燕麥片 ¼ 杯（非即食或速食燕麥片）
- 蘋果 1 顆，去皮、去核、刨絲
- 生腰果或榛果 4 顆，粗切
- 切半的葡萄 ½ 杯
- 切塊的哈密瓜 ½ 杯
- 新鮮草莓片 ½ 杯

- 黑醋栗 1 大匙
- 磨碎的亞麻籽 1 大匙

　　將燕麥片浸泡在石榴汁中冷藏一夜，燕麥片會將果汁吸收，早晨再將燕麥片與剩餘的食材拌在一起食用。

提醒：你也可以依照自己的口味加入其他水果，或用其他水果替代。

香蕉莓果早餐　　　　　　　　　　　　　　　　　　　　　　分量：2

- 新鮮或冷凍藍莓 2 杯
- 香蕉 2 根，切片
- 傳統燕麥片 ½ 杯（非即食或速食燕麥片）
- 石榴汁 ⅓ 杯
- 切碎的核桃 2 大匙
- 生葵花籽 1 大匙
- 黑醋栗乾 2 大匙

　　將所有食材於可微波的碗中攪拌均勻，在微波爐中加熱 3 分鐘。

　　或著你也能將所有食材拌勻，不加熱直接放入密封容器中晚點再吃，吃冷的或熱的都可以。

超級種子燕麥粥　　　　　　　　　　　　　　　　　　　　　分量：2

- 傳統燕麥片 1 杯（非即食或速食燕麥片）
- 無糖香草豆漿、大麻奶、或杏仁奶 1½ 杯
- 蘋果 1 顆，去皮、去核、切碎

- 冷凍藍莓或是綜合莓果 1 杯，需解凍
- 葡萄乾 ¼ 杯
- 生葵花籽 1 大匙
- 磨碎的亞麻籽 1 大匙
- 磨碎的大麻籽 1 大匙
- 磨碎的肉桂 ½ 茶匙

按照包裝說明將燕麥片煮好，煮燕麥時請用豆漿而不要用水，並將剩餘的食材混合均勻後拌入燕麥片中。

甜菜地瓜餅配草莓醬　　　　　　　　　　　　分量：12 塊餅

餅的食材：

- 地瓜 450 公克，切成大塊
- 大顆甜菜 2 個，切成大塊
- 切片蘑菇 2 杯
- 切到非常細的寬葉羽衣甘藍 3 杯
- 中顆洋蔥 1 顆，切丁
- 第戎芥末醬 1 大匙
- 傳爾曼醫生的黑無花果醋或義大利陳年葡萄醋 1 大匙
- 切好的新鮮蒔蘿 1 大匙
- 磨碎的奇亞籽 1 大匙

草莓醬的食材：

- 蘋果 1 顆，去皮、去核、切丁
- 冷凍草莓 1 杯
- 切片蘋果乾 ½ 杯

- 水 ½ 杯
- 黑無花果醋或義大利陳年葡萄醋 2 大匙
- 第戎芥末醬 1 大匙

將地瓜與甜菜放入鍋中，蓋上鍋蓋蒸 20 ～ 30 分鐘，直到叉子可以輕易戳入為止。然後將煮好的地瓜與甜菜放在一旁冷卻，等到冷卻好後再去皮並搗碎。

在平底鍋中加入 3 大匙水並放入洋蔥拌炒幾分鐘，直到洋蔥變透明、變軟。再加入蘑菇與寬葉羽衣甘藍，持續烹煮並用攪拌 5 分鐘，直到所有蔬菜都變軟為止。接著將這鍋混合好的蔬菜倒入地瓜與甜菜碗中，加入芥末醬、醋、蒔蘿以及磨碎的奇亞籽，攪拌均勻後將其捏成餅狀。用低溫（95˚C）烘烤 2 小時，如此一來可以讓餅變乾、變硬。

草莓醬的製作方式：將新鮮蘋果、草莓、蘋果乾放入加了水的小鍋中，用中大火煮滾後將火關小，蓋起鍋蓋慢燉 20 分鐘。燉好後再用馬鈴薯壓泥器將食材搗碎或是攪拌到喜愛的稠度，並將醬汁淋在地瓜餅上享用。

拌炒蔬菜豆腐   分量：2

- 嫩菠菜 3 杯
- 切碎的洋蔥 1 杯
- 切碎的青椒 1 杯
- 切丁的番茄 1 杯
- 板豆腐 ½ 塊

- 無糖豆漿、大麻奶、或杏仁奶 ¼ 杯
- 無鹽綜合調味香料 1 大匙，可依口味調整

在鍋中加點水拌炒菠菜、洋蔥、青椒、番茄直到炒軟為止。盡量從豆腐中擠出水分然後將其弄碎灑在綜合蔬菜上。繼續烹煮混合好的食材，偶爾攪拌一下，直到豆腐稍微變得焦黃即可。若你想要的話可以加一點調味料提味。

非素食選項：此食譜可以用 3 顆蛋以及 ¼ 杯無糖豆漿、大麻奶或杏仁奶來取代豆腐。將蛋和奶打在一起，然後倒入混合蔬菜中煮熟即可。此份食譜若用 2 顆蛋（每人 1 顆蛋）和豆腐拌在一起吃也很美味。

野生藍莓熱早餐　　　　　　　　　　　　　　　　　分量：2

- 冷凍野生藍莓 2 杯
- 豆漿、大麻奶、或杏仁奶 ½ 杯
- 無糖椰子絲 ¼ 杯，稍微烤過
- 碎核桃 ¼ 杯
- 黑醋栗 ¼ 杯
- 香蕉 1 根，切片

將冷凍藍莓與豆漿加熱直到變溫為止，再將剩餘食材加進去均勻攪拌後即可食用。

蔬果昔以及飲料

杏仁大麻營養奶 分量：4

- 大麻籽 1 杯
- 生杏仁 1 杯，浸泡 6～8 小時
- 帝王椰棗 2 顆（或美國加州椰棗 4 顆），去核
- 水 2½ 杯
- 香草 ½ 茶匙

　　將所有食材放入維他美仕（Vitamix）或其他高效能食物攪拌機中打至滑順即可。用細紗布、豆漿過濾袋或是細的濾網拉擠壓食材以濾出營養奶，並將濾出的營養奶存放在玻璃罐中。

　　若想要做出巧克力口味的營養奶，可以再加 2～3 大匙的天然可可粉到其他食材中，並一起放入攪拌機中打勻飲用。

肉桂蘋果 Omega 奶 分量：4

- 核桃 1 杯，浸泡 6～8 小時
- 生腰果 1 杯，浸泡 6～8 小時
- 大麻籽 ½ 杯
- 蘋果乾 1 杯，浸泡在 1 杯水中，直到變軟為止（把泡過蘋果乾的水留起來）

- 水 2 杯
- 肉桂 1 茶匙

將所有食材放入維他美仕或其他品牌的高效能食物攪拌機中打至滑順即可。用細紗布、豆漿過濾袋或是細的濾網擠壓食材以濾出 Omega 奶，並將濾出的 Omega 奶存放在玻璃罐中。

排毒綠茶　　　　　　　　　　　　　　　　　　　　　　　分量：4

- 羽衣甘藍 1 把
- 蘿蔓生菜葉 2 杯
- 黃瓜 1 根
- 青江菜葉 4 片
- 無糖綠茶 2 杯
- 冷凍覆盆莓 2 杯
- 冷凍櫻桃或草莓 2 杯

將羽衣甘藍、蘿蔓生菜、黃瓜、小白菜放入果汁機中打成綠色蔬菜汁。將綠茶倒入 2 杯綠色蔬菜汁中，再將其與冷凍覆盆莓、冷凍櫻桃或草莓一起倒入攪拌機中打勻飲用。

綠色蔬果昔　　　　　　　　　　　　　　　　　　　　　　分量：2

- 新鮮嫩菠菜 60 公克
- 波士頓生菜或綠葉生菜 60 公克
- 新鮮或冷凍的鳳梨塊 2 杯
- 奇異果 3 顆

- 酪梨 ½ 顆
- 香蕉 1 根

將所有食材放入維他美仕或其他品牌的高效能食物攪拌機中，打至濃郁滑順即可飲用。

紫色活力蔬果昔 分量：2

- 石榴汁 1 杯
- 將菠菜嫩葉擠壓成 1 杯的量
- 將波士頓生菜擠壓成 1 杯的量
- 中型黃瓜 ¼ 根
- 冷凍藍莓 ½ 杯
- 冷凍的綜合莓果或草莓 1 杯
- 去核椰棗 3 顆
- 磨碎的亞麻籽 2 大匙
- 冰塊 1 杯

將食材放入維他美仕或其他品牌的高效能食物攪拌機中，打至濃郁滑順即可飲用。

香蕉莓果昔 分量：2

- 無糖豆漿、大麻奶、或杏仁奶 1 杯
- 香蕉 2 根
- 冷凍水蜜桃 2 杯
- 冷凍黑莓 ½ 杯

- 冷凍覆盆莓 ½ 杯
- 冷凍藍莓 ½ 杯

　　將所有食材放入維他美仕或其他品牌的高效能食物攪拌機中，打至滑順即可飲用。

華爾道夫沙拉果昔　　　　　　　　　　　　　　　　　分量：1

- 石榴汁 ½ 杯
- 蘋果，去皮、去核
- 核桃 ¼ 杯
- 將寬葉羽衣甘藍或羽衣甘藍塞滿成 3 杯的量
- 將生菜擠壓成 1 杯的量
- 水 ¼ 杯或冰塊數顆

　　將所有食材放入維他美仕或其他品牌的高效能食物攪拌機中，打至滑順即可飲用。

沙拉淋醬

香蕉薑淋醬 分量：2

* 大香蕉 1 根
* 新鮮香菜 ¼ 杯 檸檬 1 顆，擠汁
* 新鮮的薑 1 大匙，切碎
* 墨西哥辣椒 ½ 茶匙，去籽並切碎，或是依照口味多加一點
* 水 ¼ 杯

將所有食材放入食物調理機或其他高效能食物攪拌機中拌勻。

枸杞義大利陳年葡萄醋淋醬 分量：4

* 枸杞乾 ½ 杯，在 ½ 杯的水中泡軟（泡過枸杞乾的水先留起來稍後用）
* 低鈉芥末醬 2 茶匙
* 義大利陳年葡萄醋 ¼ 杯
* 核桃 ¼ 杯
* 剁碎的青蔥 1 大匙
* 洋蔥粉 ½ 茶匙
* 罐裝無鹽或低鈉蔬菜湯 ½ 杯
* 黑胡椒少許

將所有食材放入高效能食物攪拌機中，打至滑順即可。

柳橙腰果芝麻淋醬 分量：2

- 帶殼芝麻 ¼ 杯
- 生腰果 ¼ 杯或生腰果醬 ⅛ 杯
- 柳橙汁 ½ 杯
- 血橙醋、葡萄乾醋 2 大匙或是米醋 1 大匙
- 柳橙 2 顆，去皮，分成幾份，切成一口可吃的大小

取一平底煎鍋將芝麻用中大火乾煎 3 分鐘，期間請不斷地晃動鍋子。用高效能攪拌機將一半的芝麻與全部的腰果、柳橙汁及醋混合好後，再把柳橙片加進攪拌機中打勻。最後將剩餘的芝麻灑在淋醬中。此份食譜搭配菠菜蘑菇沙拉與切片紅洋蔥，或是生菜番茄小黃瓜沙拉都很好吃。

花生薑淋醬 分量：4

- 柳橙 2 顆，去皮，去籽
- 米醋 2 杯
- 無鹽花生醬 ⅛ 杯
- 生腰果醬或杏仁醬 ⅛ 杯
- 無酵醬油（Bragg Liquid Aminos）或低鈉醬油 1 茶匙
- 新鮮的薑 0.5 公分，去皮
- 大蒜 ¼ 瓣

將所有食材放入高效能食物攪拌機中，打至滑順即可。

青醬淋醬   分量：8

- 酪梨 2 顆
- 檸檬汁 5 大匙
- 大蒜 7 瓣
- 低鈉蔬菜汁 4 杯
- 無鹽義大利調味料 2 茶匙
- 松子 ¼ 杯
- 新鮮羅勒葉 ⅓ 杯

　　將所有食材放入食物調理機，或其他高效能食物攪拌機中拌勻即可。

俄式甜菜根淋醬   分量：4

- 板豆腐或嫩豆腐 1 杯
- 罐裝無鹽或低鈉番茄泥 3 大匙
- 剁細的洋蔥 2 茶匙
- 水 ¼ 杯
- 胡蘿蔔汁 ¼ 杯
- 葡萄乾醋 1 大匙或是米醋 ½ 大匙
- 義式蔬菜提味粉或其他含有番茄乾的無鹽綜合調味料 2 大匙
  （可依口味調整）
- 芥末粉 ½ 茶匙
- 磨碎的紅椒粉 ¹⁄₄₅ 茶匙

　　將所有食材放入食物調理機或其他高效能食物攪拌機中，打至濃

郁滑順。若有必要的話可以加點水，來調整到喜愛的稠度。此份食譜可以打出 1¾ 杯淋醬。

沙拉

蘋果青江菜沙拉 分量：2

- 切細的小白菜 6 杯
- 大蘋果 1 顆，去核，切絲
- 大胡蘿蔔 1 根，切絲
- 切碎的紅洋蔥 ½ 杯
- 無糖豆漿、大麻奶、或杏仁奶 ½ 杯
- 生腰果 ½ 杯或生腰果醬 ¼ 杯
- 義大利陳年葡萄醋 ¼ 杯
- 葡萄乾 ¼ 杯
- 芥末粉 ½ 茶匙
- 第戎芥末醬 1 大匙

　　將豆漿、腰果、醋、葡萄乾、芥末醬都放入食物調理機或是高效能食物攪拌機中拌勻，再切一些喜歡的蔬菜加進沙拉中即可。

特製凱薩沙拉 分量：4

沙拉食材：

- 生杏仁 ½ 杯
- 營養酵母 2 大匙
- 蘿蔓生菜 340 公克，切碎

淋醬食材：

- 烤過的大蒜 6 瓣 *
- 無糖豆漿、大麻奶或杏仁奶 1 杯
- 生腰果醬 ½ 杯
- 營養酵母 2 大匙
- 新鮮檸檬汁 2 大匙
- 第戎芥末醬 1 大匙
- 黑胡椒 ⅛ 茶匙

　　將杏仁以及沙拉食材中的 2 大匙營養酵母用高效能食物攪拌機打成「帕瑪森風味醬」，然後將帕瑪森風味醬均勻淋在蘿蔓生菜上。然後再將所有的淋醬食材攪拌均勻後倒到沙拉上食用。

* 若想要烤大蒜的話，請先將蒜頭分瓣剝好，但是記得留下蒜皮，用 175˚C 的溫度烘烤約 15 分鐘，直到大蒜變得軟糊為止，等到冷卻後再將大蒜皮去掉。

醃漬羽衣甘藍沙拉　　　　　　　　　　　　　　　　分量：4

- 切絲的羽衣甘藍 6 杯
- 黑醋栗 ¼ 杯
- 枸杞 2 大匙
- 非硫化的無鹽日曬番茄乾 ⅓ 杯，切細
- 切片的青蔥 ½ 杯
- 新鮮檸檬汁 1 大匙
- 柳橙 2 顆，擠汁
- 松子 2 大匙

把除了松子以外的所有食材都放入碗中，用雙手將沙拉拌勻並把羽衣甘藍撕碎，然後放入密封容器中冷藏一夜。隔天拿出來時記得要拌一下再吃。

營養綠色沙拉搭配黑無花果淋醬　　　　　　　　　　分量：4

沙拉食材：

- 野苦苣 85 公克 *
- 水田芥 85 公克
- 綠捲鬚生菜 55 公克
- 綜合嫩葉蔬菜 110 公克
- 花椰菜苗 1 杯

淋醬食材：

- 黑無花果醋或義大利陳年葡萄醋 ⅓ 杯
- 義式蔬菜提味粉或其他無鹽綜合調味料 1 茶匙（可依口味調整）
- 水 4 大匙
- 第戎芥末醬 1 大匙
- 乾的馬郁蘭 1 茶匙
- 生杏仁醬 1 大匙
- 低鈉番茄醬 1 大
- 大蒜粉 1 茶匙
- 胡桃 ½ 杯，粗切

將沙拉食材洗乾淨後瀝乾，放入大的沙拉碗中。用打蛋器把除了胡桃以外的淋醬食材打至滑順。將沙拉與淋醬拌勻放入盤中，上面再

灑上胡桃即可食用。

* 野苦苣是一種微辣的沙拉生菜，有著小小圓圓的葉子。如果買不到野苦苣也可以用其他的嫩葉蔬菜代替。

活力小沙拉 分量：1

- 中型胡蘿蔔 2 根，去皮
- 小球高麗菜 ¼ 顆
- 切碎的花椰菜 1 杯
- 中莖芹菜 2 根
- 大蘋果 1 顆，去核
- 胡桃 ¼ 杯或其他生堅果
- 磨成粉的亞麻籽 1 茶匙

在食物調理機中換上 S 形刀片，將食材攪拌至細碎，大約和慶生或表演時會灑的那種五彩紙屑一般大即可，請注意在攪碎期間要時不時暫停幾下（一下開、一下關）才不會把食材不小心打成泥。然後將這些食材冰好，如此一來此份食譜才能多做幾次、多吃幾餐。

彩虹碎片沙拉 分量：4

- 切絲小白菜 6 杯
- 胡蘿蔔 2 杯，切成火柴棒的大小
- 切絲的紫高麗菜 1 杯
- 枸杞 ⅔ 杯
- 生的杏仁條 ⅔ 杯

- 切丁芒果 1½ 杯
- 糙米醋 ¼ 杯

　　將所有食材放入碗中，用雙手攪拌均勻，並將醋拌進蔬菜當中，完成後讓沙拉醃個幾小時再吃。

　　變換作法：在剩菜上面淋上熱湯或是醬料。

菠菜沙拉搭配草莓芝麻油醋醬　　　　　　　　　　　　　　　分量：4

沙拉食材：

- 整顆生胡桃 ½ 杯
- 嫩波菜 340 公克
- 新鮮草莓 500 公克，切半

淋醬食材：

- 新鮮草莓 2 杯
- 去核椰棗 4 顆
- 帶殼芝麻 1 大匙
- 義大利陳年葡萄醋 3 大匙

　　將胡桃在 120°C 的烤箱中稍微烘烤 3 分鐘。把烤好的胡桃和其他沙拉食材一起放入碗中。將所有食材放入高效能食物攪拌機中打至滑順，然後淋在沙拉上即可享用。

三重享受高麗菜沙拉　　　　　　　　　　　　　　　　　　　分量：4

沙拉食材：

- 綠高麗菜 2 杯，刨絲

- 紫高麗菜 1 杯，刨絲
- 皺葉甘藍 1 杯
- 胡蘿蔔 1 根，去皮並刨絲
- 紅椒 1 顆，切細片
- 黑醋栗 4 大匙
- 生南瓜籽大 2 匙
- 生葵花籽 2 大匙
- 帶殼芝麻 1 大匙

淋醬食材：

- 無糖香草豆漿、大麻奶、或杏仁奶 ⅓ 杯
- 蘋果 1 顆，去皮、去核、切片
- 生腰果 ½ 杯或生腰果醬 ¼ 杯
- 辣胡桃醋或義大利陳年葡萄醋 1 大匙
- 黑醋栗 1 大匙，裝飾用
- 帶殼芝麻 2 大匙，烘烤過裝飾用

　　將 2 大匙芝麻在平底煎鍋上用中火稍微焙煎 3 分鐘，期間請不斷地晃動鍋子。將所有沙拉食材都放入碗中拌勻。使用高效能的食物攪拌機來攪拌豆漿、蘋果、腰果和醋。攪拌好後與沙拉均勻混合，最後用淋醬食材中的黑醋栗以及稍微烘烤過的芝麻裝飾一下即可。此食譜最好是前一天先做好，這樣味道才會充分混合。

熱帶水果沙拉 　　　　　　　　　　　　　　　　　　分量：4

- 鳳梨塊 2 杯
- 芒果塊 1 杯

- 木瓜塊 1 杯
- 橘子 2 顆，去皮並切成幾份
- 香蕉 1 根，切片
- 無糖椰子絲 2 大匙
- 蘿蔓生菜絲

將所有水果輕拋拌勻後加入椰絲，倒在生菜上配著吃。

沾醬、零食以及調味料

黑豆玉米莎莎醬 分量：8

- 煮熟的黑豆 1½ 杯，也可換成罐裝無鹽或低鈉黑豆 1 罐（約 430 公克），水分需瀝乾
- 冷凍白玉米 1½ 杯，需解凍
- 中型新鮮番茄 4 顆，切細
- 中型青椒 ½ 顆，切細
- 小洋蔥 1 顆，切細
- 大蒜頭 3 瓣，切細
- 墨西哥辣椒 2 根（若喜歡辣一點可以多加一些），去籽、切細
- 新鮮香菜 ⅓ 杯，切細
- 新鮮萊姆汁 1½ 大匙
- 新鮮檸檬汁 1½ 大匙
- 無鹽蔬菜提味粉或其他無鹽綜合調味料 1 大匙，可依口味調整
- 大蒜粉 1 茶匙，或是依照口味調整
- BRAGG 牌有機氨基酸無鹽醬油 1 茶匙

　　將豆子與玉米在碗中拌勻。然後在混合好的豆子與玉米中加入新鮮番茄、胡椒、洋蔥、大蒜、墨西哥辣椒以及其餘的食材。將食材均勻攪拌好，搭配生蔬菜或是健康的三角玉米片吃。

　　若想製作健康的玉米片，請使用發芽穀類玉米薄餅（例如 Ezekiel

牌的玉米薄餅）切成三角玉米片的大小。放在烤盤紙上，於 95°C 的烤箱中烤 1 小時，或是烤到脆但不要烤焦即可。

提醒：可以用食物調理機或是用菜刀來切碎食材。

茄子鷹嘴豆　　　　　　　　　　　　　　　　　　分量：4

- 中型茄子 1 根，切成一半
- 煮熟的鷹嘴豆 1 杯或是無鹽鷹嘴豆罐頭 1 杯，水分需瀝乾
- 水 ⅓ 杯
- 生的帶殼芝麻 4 大匙
- 新鮮的檸檬汁 2 大匙
- 剁碎的乾洋蔥 1 大匙
- 大蒜 4 瓣，切細
- Dash 牌紅椒粉或乾的巴西里，裝飾用

將茄子以 175°C 烤 45 分鐘，冷卻後去皮。將所有食材包括烤好、去皮的茄子放入食物調理機或高效能食物攪拌機中，打至濃郁滑順，即可搭配各種生蔬菜食用。

金黃洋蔥球　　　　　　　　　　　　　　　　分量：30～40 球

- 生腰果 1½ 杯
- 生杏仁 1 杯
- 中顆金冠蘋果 1 顆，去皮、去核、切片
- 營養酵母 1 大匙
- 磨碎的奇亞籽 1 茶匙

- 洋蔥粉 1 大匙
- 烤過的芝麻（裹在外層用）
- 剁碎的細香蔥（裹在外層用）

　　將腰果與杏仁放入高效能攪拌機中磨成粉狀，然後加入蘋果片、營養酵母、磨碎的奇亞籽、洋蔥粉後再攪拌一次。把攪拌好的食材捏成小球，然後將小球外層裹上芝麻與細香蔥即可食用。

自製番茄醬 　　　　　　　　　　　　　　　　　　　　分量：4

- 帝王椰棗 5 顆，去核
- 水 1 杯
- 罐裝無鹽或低鈉番茄泥 2 罐（170 公克）
- 白醋 ¼ 杯
- 洋蔥粉 ½ 茶匙
- 大蒜粉 ½ 茶匙

　　將水與椰棗在攪拌機中拌至極為滑順，然後將其餘的食材倒入平底鍋中，以中小火烹煮並用打蛋器打至起泡，靜置冷卻後即可食用。

黑豆千島醬

- 煮熟的黑豆 1½ 杯，也可換成無鹽或低鈉黑豆罐頭 1 罐（約 430 公克），水分需瀝乾並再經過沖洗
- 低鈉莎莎醬 2 茶匙
- 青蔥 ¼ 杯，剁碎
- 血橙醋或其他水果醋 1½ 大匙

- 無鹽義式蔬菜提味粉，或其他含有番茄乾的無鹽綜合調味料 2 大匙，可依口味調整
- 剁碎的紅洋蔥 2 大匙
- 切成細丁的芒果 ½ 杯
- 切成細丁的紅椒 ¼ 杯
- 剁碎的新鮮香菜 1 大匙，裝飾用

　　將 ¼ 杯的黑豆先放到一旁。把剩下的豆子放入攪拌機或食物調理機中，再加入莎莎醬、青蔥、醋以及無鹽義式蔬菜提味粉，攪拌至差不多滑順即可，並可依照個人口味調整佐料。然後換一個碗，放入先前拿到一旁的黑豆、紅洋蔥、芒果以及紅椒，攪拌均勻後靜置 1 小時，再以香菜做最後裝飾，搭配生蔬菜食用。此食譜可以打出 2½ 杯的黑豆千島醬。

羽衣甘藍風味爆米花

- 羽衣甘藍葉 4～5 片，去除老莖和中央梗，並將葉片切碎
- 氣炸爆米花 6 杯
- 橄欖油
- 水
- 營養酵母 1 大匙
- 辣椒粉 1～2 茶匙

　　將羽衣甘藍平均地鋪在烤盤紙上，用 95˚C 的溫度烤 30 分鐘，或是烤到羽衣甘藍又脆又乾為止。然後從烤箱中拿出來，冷卻後與爆米花混在一起。在小噴霧瓶中加入同等分量的橄欖油和水，搖勻後將水

油混合液輕噴到爆米花和羽衣甘藍上，然後加入營養酵母跟辣椒粉拌勻。

簡單酪梨醬 分量：4

- 熟的酪梨 2 顆，去皮、去核
- 切成細丁的洋蔥 ½ 杯
- 剁碎的新鮮香菜 ¼ 杯
- 新鮮萊姆汁 2 大匙
- 磨碎的孜然 ¼ 茶匙
- 磨碎的新鮮黑胡椒 ¼ 茶匙

用叉子於小碗中將酪梨搗碎。再將剩餘食材加進去，攪拌均勻即可食用。表面可以再灑上辣椒粉。

湯品

香濃羽衣甘藍湯 分量：4

- 去皮黃碗豆 ½ 杯
- 洋蔥 1 顆，切碎
- 蘑菇 1 杯，切片
- 胡蘿蔔汁 2 杯
- 無鹽或低鈉番茄糊 1 罐（約 430 公克）
- 羽衣甘藍 1½ 磅，去除老莖和中央梗，葉片粗切
- 腰果醬 ¼ 杯
- 營養酵母 1 大匙

　　用 2½ 杯的水蓋過壓力鍋中的去皮黃碗豆，蓋上鍋蓋後用高壓煮 6 ～ 8 分鐘。將除了腰果醬，將其他食材全倒入鍋中，用高壓再煮 1 分鐘。洩壓後將湯與腰果醬拌勻，在喝湯前可以灑上營養酵母。

　　沒有壓力鍋的煮法：先將去皮碗豆煮軟，將除了腰果醬的剩餘食材全倒入煮熟的去皮碗豆中攪拌。再將食材煮滾，把火關小，用小火慢燉至羽衣甘藍變軟為止（約 15 分鐘）。若有必要的話可以加點水，來調整到喜愛的濃稠度。然後再將腰果醬拌入，攪一攪，喝湯之前可以灑上營養酵母。

蘑菇胡桃南瓜湯   分量：4

- 水 2 杯
- 無糖豆漿、大麻奶或杏仁奶 2 杯
- 無鹽或低鈉蔬菜湯 1 罐（約 430 公克）
- 胡蘿蔔 6 根，切成大塊
- 芹菜莖 5 根，切段
- 洋蔥 2 顆，切成一半
- 中型櫛瓜 2 條，切成大片
- 胡桃南瓜 2 顆，去皮、切塊
- 無鹽蔬菜提味粉或無鹽綜合調味料 3 大匙，可依口味調整
- 肉荳蔻 ¼ 茶匙
- Spike 或 Mrs. Dash 牌無鹽調味料 1 茶匙
- 磨碎的丁香 ¼ 茶匙
- 香菇、褐色蘑菇、或秀珍菇 280 公克，切半

　　將所有食材除了蘑菇以外都倒入湯鍋中煮滾，然後用小火慢燉 30 分鐘。將湯倒入食物調理機或攪拌機打至滑順後，再將湯倒回湯鍋，加入蘑菇後再用小火慢燉 30 分鐘，或是直到蘑菇變軟為止。

傅爾曼醫生的著名防癌湯   分量：10

- 乾的去皮豌豆和或豆子 1 杯
- 水 4 杯
- 中型櫛瓜 6 ～ 10 條
- 胡蘿蔔 2.3 公斤，擠汁（或是直接買胡蘿蔔汁 5 ～ 6 杯）
- 芹菜 2 把，擠汁（或是直接買芹菜汁 2 杯）

- 無鹽蔬菜提味粉或無鹽綜合調味料 2 大匙，可依口味調整
- 中顆洋蔥 4 顆，切碎
- 韭蔥莖 3 根，垂直剝開後將其分別洗乾淨，然後粗切
- 羽衣甘藍、寬葉羽衣甘藍或其他綠色蔬菜 2 把，去除老莖和中央梗，葉片粗切
- 生腰果 1 杯
- 新鮮菇類（香菇、褐色蘑菇和或白蘑菇）2½ 杯，切碎

將豆子與水裝入一個非常大的湯鍋，用小火煮滾後，再把火轉到最小慢燉。將整條櫛瓜加進鍋中，並加入胡蘿蔔汁、芹菜汁和蔬菜提味粉。

將洋蔥、韭蔥、羽衣甘藍和一點湯汁放入攪拌機中攪拌一下，然後將攪拌好的食材倒入湯鍋中煮。用夾子將軟掉的櫛瓜夾出來，和腰果一起放入攪拌機中打至濃稠狀。將攪拌好的櫛瓜與腰果倒回到湯鍋內繼續煮。最後放入菇類，繼續慢燉到豆子變軟為止，全程大約要煮 2 小時。

金黃奧地利椰菜花濃湯 分量：4

- 椰菜花 1 球，切小朵
- 胡蘿蔔 3 根，粗切
- 粗切的芹菜 1 杯
- 韭蔥 2 根，垂直剝開後將其分別洗乾淨，然後粗切
- 大蒜 2 瓣，剁碎
- 無鹽蔬菜提味粉或無鹽綜合調味料 2 大匙，可依口味調整
- 胡蘿蔔汁 2 杯

- 水 4 杯
- 肉荳蔻 ½ 茶匙
- 1 生腰果 1 杯或生腰果醬 ½ 杯
- 切碎的羽衣甘藍葉或是嫩菠菜 5 杯

　　將所有的食材除了羽衣甘藍（或菠菜）以及腰果外，都放入鍋內慢燉 15 分鐘。用食物調理機或高效能食物攪拌機，將三分之二的食材搭配腰果攪拌至濃郁滑順，然後再將食材倒回鍋中，加入羽衣甘藍或菠菜後繼續煮 10 分鐘即可。

香菇水田芥湯　　　　　　　　　　　　　　　　　　　　分量：4

- 大根韭蔥 2 根，只保留白色與淡綠色的部分，垂直剖開後將其分別洗乾淨，然後斜切片。
- 中根胡蘿蔔 3 根，去皮、切碎
- 大蒜 3 瓣，切碎
- 香菇 3 杯，切片
- 無鹽或低鈉蔬菜湯 6 杯
- 煮熟白豆 3 杯，也可換成無鹽或低鈉白豆罐頭 2 罐（約 430 公克），水分需瀝乾
- 水田芥 5 杯，去除老莖
- 普羅旺斯香草 1 茶匙
- 黑胡椒，增添風味用

　　於湯鍋中加熱 ⅛ 杯的水，再加入韭蔥、胡蘿蔔、大蒜，用水炒約 3 分鐘將菜炒軟。加入香菇後再煮 3 分鐘，直到香菇出水為止。然後

再倒入蔬菜湯、豆子、水田芥、普羅旺斯香草並慢燉 15 分鐘。燉好後將一半的湯汁舀進食物調理機或高效能攪拌機中，打至滑順後再將湯汁倒回鍋中即可。

非素食選項：可以加入 110 公克的野生肉或禽肉到湯中，煮熟後拿出來切絲或切碎，然後再拌入湯中。

番茄濃湯 分量：4

- 胡蘿蔔汁 3 杯
- 新鮮碎番茄 1½ 磅，也可換成罐裝無鹽或低鈉的整顆番茄 1 罐（約 790 公克，可以的話請選擇聖馬札諾番茄）
- 日曬番茄乾 ¼ 杯，切碎
- 芹菜莖 2 根，切碎
- 小洋蔥 1 顆，切碎
- 韭蔥 1 根，垂直剖開後將其分別洗乾淨，然後粗切
- 大顆紅蔥 1 顆，切碎
- 大蒜 3 瓣，切碎
- 無鹽義式蔬菜提味粉，或其他含有番茄乾的無鹽綜合調味料 2 大匙，可依口味調整
- 乾的百里香 1 茶匙，撕碎
- 小月桂葉 1 片
- 生腰果 ½ 杯或生腰果醬 ¼ 杯
- 新鮮碎羅勒 ¼ 杯
- 嫩波菜 140 公克

將所有食材除了腰果、羅勒與菠菜外，都倒入大的平底鍋慢燉
30 分鐘。將月桂葉丟掉，用漏杓將 2 杯分量的蔬菜從鍋中拿出，暫放
一旁。將剩餘的湯汁與腰果一起放入食物調理機或高效能食物攪拌機
中打至滑順，然後再把打好的濃湯與剛剛暫放一旁的蔬菜一起倒回鍋
中。最後將羅勒與菠菜攪入湯中，並持續燉煮數分鐘直到菠菜變軟爛
為止。

主菜

橡實南瓜盅   分量：2

- 大顆橡實南瓜 1 顆
- 未硫化的切丁杏桃乾 4 大匙，浸泡水中直到軟化
- 鳳梨 1½ 杯，切碎
- 葡萄乾 2 大匙
- 切碎的生腰果 2 大匙
- 肉桂粉少許

　　在烤盤中倒入高約 1 公分的水，將南瓜切半去籽後，切面朝下放在烤盤中以 175°C 烤 30 分鐘。

　　同時將杏桃、鳳梨、葡萄乾和腰果均勻攪拌在一起。南瓜烤好後，將切面轉向上，並把混和好的水果、堅果填入每顆南瓜中。將南瓜放到烤盤上，輕輕蓋上一層鋁箔紙後繼續烤 30 分鐘再拿出來，上面灑上肉桂粉後再放回烤箱烤 5 分鐘即可。

全美式香菇波菜   分量：4

- 中顆洋蔥 2 顆，切碎
- 橄欖油 1 茶匙
- 營養酵母 1 茶匙
- 無鹽蔬菜提味粉或其他無鹽綜合調味料 6 大匙，可依口味調整

- 香菇 6 杯，切碎
- 新鮮菠菜約 570 公克

　　在鍋中倒入 ⅓ 的水和 1 茶匙的橄欖油，然後用油水將洋蔥炒 5 分鐘。加入香菇、無鹽蔬菜提味粉以及營養酵母後再邊煮邊攪 5 分鐘，或是直到香菇變軟為止。加入菠菜、將食材均勻混合後再煮 2 分鐘。蓋上鍋蓋、關火，讓湯靜置 5 分鐘，等菠菜完全變軟爛即可。

墨西哥豆捲　　　　　　　　　　　　　　　　　　　　　分量：6

- 中型青椒 1 個，去籽、切碎
- 切片的洋蔥 ½ 杯
- 無鹽或低鈉番茄糊 1 杯，分次使用
- 煮熟的斑豆或黑豆 2 杯，也可換成罐裝無鹽或低鈉斑豆或黑豆 1 罐（430 公克），水分需瀝乾
- 冷凍玉米粒 1 杯
- 辣椒粉 1 大匙
- 磨碎的孜然 1 茶匙
- 洋蔥粉 1 茶匙
- 卡宴辣椒粉 ⅛ 茶匙（可加可不加）
- 切好的新鮮香菜 1 大匙
- 墨西哥玉米餅 6 片

　　將青椒與洋蔥放入 2 大匙的番茄糊中炒軟。將剩餘的番茄糊、豆子、玉米、辣椒粉、孜然、洋蔥粉、香菜、卡宴辣椒粉加入鍋中拌炒。將約 ¼ 杯的豆子混合物用湯匙舀出，放在玉米餅皮上捲起。可以直接食用或是放入烤箱以 190℃ 烤 15 分鐘。

- 傳統燕麥片 1½ 杯（非即食或速食燕麥片）
- 磨碎的核桃 1 杯
- 水 1 杯
- 無鹽或低鈉番茄泥 ¼ 杯
- 無鹽義式蔬菜提味粉，或其他含有番茄乾的無鹽綜合調味料 ¼ 杯，可依口味調整
- 切丁的洋蔥 1 杯
- 大蒜 3 瓣，剁碎
- 剁細的蘑菇 6 杯
- 乾羅勒 2 茶匙
- 乾的奧勒岡草 ½ 茶匙
- 新鮮巴西里 2 大匙，剁碎
- 切碎的冷凍菠菜 ⅔ 杯，需解凍
- 磨好的新鮮胡椒，添加風味用

將烤箱預熱至 175℃。將水、番茄泥、無鹽義式蔬菜提味粉放入小平底鍋中用打蛋器拌打，然後用中大火加熱直到煮滾為止。關火並加入傳統燕麥片以及磨碎的核桃，均勻攪拌後放置一旁。

在平底鍋中將洋蔥與大蒜用水炒至透明狀，然後加入蘑菇，若有需要可以再加一點水，蓋上鍋蓋再煮 5 分鐘，或是直到蘑菇變軟為止。

將炒好的洋蔥和蘑菇、混和好的燕麥、核桃、菠菜與香料倒入一個大碗中並均勻攪拌。用溼的手將混合好的食材捏成 16 個漢堡肉的形狀，然後放在稍微塗過油的烤盤紙上烤 15 分鐘；將漢堡肉翻面，另一

面再烤 15 分鐘。烤好後夾在小的全穀物漢堡麵包中間，或是包在切一半的全穀物口袋餅內，表面放上生紅洋蔥薄片、無鹽或低鈉番茄醬及切絲生菜後即可食用。

非素食選項：可以在碗中加入 240 公克的白火雞碎肉，均勻攪拌後再捏成肉餅，風味十分獨特。

生菜包黑豆 　　　　　　　　　　　　　　　　　　　　分量：4

- 煮熟的黑豆 2 杯，也可換成罐裝無鹽或低鈉黑豆 1 罐（約 430 公克），水分需瀝乾
- 熟的大酪梨 ½ 顆，去皮、去核
- 中型青椒 ½ 顆，去皮、切碎
- 蔥 3 根，切碎
- 切碎的新鮮香菜 ⅓ 杯
- 無鹽或低鈉微辣莎莎醬 ⅓ 杯
- 新鮮萊姆汁 2 大匙
- 大蒜 1 瓣，剁碎
- 磨碎的孜然 1 茶匙
- 大片蘿蔓生菜 8 片

將豆子和酪梨放在碗中用叉子搗碎，並均勻攪拌直到只剩下些許顆粒為止，然後將所有剩餘食材除了生菜以外全部倒入碗中均勻混合。

將約 ¼ 杯混合好的食材放在每片生菜葉的中間，像捲餅一樣捲起來食用。

香脆種子羽衣甘藍南瓜燉菜　　　　　　　　　　　分量：6

- 羽衣甘藍葉 2 把，去除老莖和中央梗，並將葉片切碎
- 中型胡桃南瓜或小南瓜 1 顆，去皮、去籽、切塊
- 中型紅洋蔥 2 顆，粗切
- 大蒜 6 瓣，切片
- 無鹽蔬菜提味粉或其他無鹽綜合調味料 3 大匙，可依口味調整
- 水 ⅔ 杯
- 黑無花果醋或義大利陳年葡萄醋 2 大匙
- 生南瓜籽或葵花籽 1 杯，稍微烘烤過 *

　　將羽衣甘藍、南瓜、洋蔥、大蒜、無鹽蔬菜提味粉放入大鍋中並加上水，蓋上鍋蓋以小火蒸 20 分鐘，或是直到羽衣甘藍與南瓜蒸軟了為止。加入醋後輕輕拌勻，在表面灑上稍微烘烤過的南瓜或葵花籽即可食用。

* 於 150°C 的烤箱中烤 4 分鐘，或是直到稍微焦脆即可。

波蘭風味抱子甘藍　　　　　　　　　　　　　　分量：3

- 抱子甘藍 6 杯
- 嫩豆腐 ¼ 杯
- 檸檬汁 2 大匙
- 椰棗 2 顆，去核
- 大蒜 1 瓣，剁碎
- 蔬菜提味粉或其他無鹽綜合調味料 1 大匙，可依口味調整
- 切碎的新鮮巴西里 ½ 杯，分次使用
- 無糖豆漿、大麻奶、或杏仁奶 ½ 杯

將大顆的抱子甘藍切半，其他小顆的留著不動，蒸 8 分鐘或直到蒸軟為止。將豆腐、檸檬汁、椰棗、大蒜、蔬菜提味粉、¼ 杯的巴西里以及豆漿放入攪拌機中打勻，然後倒在抱子甘藍上。於表面灑上剩餘的巴西里即可食用。

十字花科蔬菜濃咖哩　　　　　　　　　　　　　　　　　　　　分量：4

- 洋蔥 2 顆，切成細丁
- 大蒜 4 瓣，剁碎
- 胡蘿蔔 3 根，切丁
- 歐洲蘿蔔 3 根，切丁
- 無糖豆漿、大麻奶或杏仁奶 2 杯
- 椰菜花 1 球，切成小顆
- 切片蘑菇 2 杯
- 咖哩粉 1 大匙
- 薑黃 1 茶匙
- 孜然 1 茶匙
- 煮熟的鷹嘴豆 2 杯，也可換成罐裝無鹽或低鈉鷹嘴豆 1 罐（約 430 公克），水分需瀝乾
- （去除老莖和中央梗的）羽衣甘藍 450 公克，並將葉片切碎
- 冷凍青豆 1 杯
- 生腰果 ½ 杯，切碎

　　在大鍋內用中火將洋蔥、大蒜、胡蘿蔔與歐洲蘿蔔用水拌炒，直到將洋蔥炒至透明為止（大約 5 分鐘）。 將豆漿、椰菜花、蘑菇、咖哩粉、薑黃和孜然一起拌入，煮 10 分鐘後蓋上鍋蓋，以中小火繼續燜

煮。拌入羽衣甘藍、青豆、鷹嘴豆後繼續蓋上鍋蓋燜煮 15 分鐘，直到蔬菜都變軟為止。最後在菜上面灑上碎腰果即可食用。

非素食選項：可於食譜的第一步驟中加入 170 公克的雞丁。

蘑菇普羅旺斯燉菜 分量：2

- 中顆洋蔥 1 顆，切成薄片
- 大蒜 2 瓣，切碎
- 大顆番茄 2 顆，也可換成罐裝無鹽或低鈉番茄丁 1 罐（約 430 公克）
- 中型茄子 1 條，切約 1 公分小丁
- 中型櫛瓜 1 條，橫切成 1 公分片狀
- 褐色蘑菇或是其他蘑菇 280 公克，切片
- 中型紅椒 1 顆，切片，大小約 1 公分
- 奧勒岡草 1 茶匙
- 巴西里 1 茶匙
- 胡椒，增添風味用

用大且深的鑄鐵鍋加熱 ⅛ 杯的水，將洋蔥用水炒約 3 分鐘。加入大蒜後再煮 1 分鐘，若有必要可以再加一點水來避免燒焦。調小火後再加入番茄、茄子、櫛瓜、蘑菇、紅椒、香料，並蓋上鍋蓋煮約 1 小時，時不時攪拌一下，直到蔬菜變得非常軟即可，請趁熱食用。

簡易蔬菜披薩　　　　　　　　　　　　　　　　　　　　　分量：4

- 全穀物口袋餅 4 份
- 無鹽或低鈉青醬 2 杯
- 切碎的香菇 ½ 杯
- 切碎的紅洋蔥 ½ 杯
- 冷凍花椰菜 280 公克，需解凍並切細
- 切絲的莫扎瑞拉素起司 ½ 杯

　　將烤箱預熱至 95°C，將口袋餅放在烤盤紙上，放入烤箱烤 10 分鐘後拿出。塗上青醬後將蘑菇、洋蔥以及花椰菜平均灑上，並灑上一點「起司」，烤 30 分鐘。

　　非素食選項：你可以使用新鮮的莫扎瑞拉起司來代替素起司，但是請控制在少量範圍內，你也可以將素「起司」與莫扎瑞拉起司混合起來使用。

枸杞辣椒燉菜　　　　　　　　　　　　　　　　　　　　　分量：6

- 切丁的李子番茄 3 杯，也可換成罐裝裝無鹽或低鈉李子番茄 1 罐（約 840 公克）
- 冷凍花椰菜 1 磅，需解凍並切碎
- 冷凍碎洋蔥 280 公克，需解凍
- 玉米 2½ 杯，新鮮或冷凍都可
- 枸杞 ½ 杯
- 大型櫛瓜 2 條，切丁
- 切碎的微辣綠辣椒 110 公克
- 辣椒粉 4 茶匙，若喜歡吃辣可以多加一點

- 孜然 2 茶匙
- 大蒜 3 瓣，剁碎
- 煮熟的斑豆 1½ 杯，也可換成罐裝無鹽或低鈉斑豆 1 罐（430 公克），水分需瀝乾
- 煮熟的黑豆 1½ 杯，也可換成罐裝無鹽或低鈉黑豆 1 罐（430 公克），水分需瀝乾
- 煮熟的紅豆 1½ 杯、或是無添加鹽、低鈉紅豆 1 罐（430 公克），水分需瀝乾

將所有食材除了預先煮好的（或是罐頭）豆子放入鍋中，蓋起鍋蓋慢燉 20 分鐘，加進所有豆子並使其完全煮熟即可。

摩洛哥羽衣甘藍雜煮

- 剁碎的大蒜 1 大匙
- 切丁的洋蔥 1½ 杯
- 切片蘑菇 2 杯
- 紅椒 1 顆，去籽、切碎
- 磨碎的香菜籽 1½ 杯
- 肉桂 1 大匙
- 磨碎的孜然 1 大匙
- 壓碎的紅椒 1 茶匙
- 無鹽或低鈉火烤番茄 2 杯
- 芥菜 4 杯，去除老莖和中央梗，並將葉片切碎
- （去除老莖和中央梗的）寬葉羽衣甘藍 4 杯，並將葉片切碎
- 黑醋栗 ¼ 杯

在一個大湯鍋中加入 2 大匙水，以中大火加熱並加入大蒜和洋蔥，邊煮邊攪 5 分鐘。然後加入蘑菇、紅椒、香料，若有需要也可以加一點點水，再邊煮邊攪 5 分鐘。最後將所有剩餘食材都加進去，蓋上鍋蓋用中小火燉煮 10 分鐘，或直到蔬菜變軟為止。

扁豆燉菜 分量：4

- 乾扁豆 2 杯
- 水 6 杯
- 中顆洋蔥 ½ 顆，切細
- 乾羅勒 1 茶匙
- 黑胡椒 ⅛ 茶匙
- 大顆熟番茄 3 顆，切碎

將扁豆、水、洋蔥、胡椒、羅勒都放入鍋裡慢燉 30 分鐘。加入番茄和芹菜，然後繼續慢燉 15 分鐘，直到扁豆變軟為止。

俄羅斯酸奶風味蘑菇螺旋麵 分量：4

- 洋蔥 2 顆，切丁
- 剁碎的大蒜 1 大匙
- 蘑菇 4 杯
- 雞肉用調味料 2 茶匙
- 蘑菇乾 2 杯，可以用香菇或波特貝勒菇，用 2 杯水泡開（泡過菇的水留起來）
- 料理用雪莉酒或味醂 ½ 杯
- 無鹽蔬菜提味粉或其他無鹽綜合調味料 1 大匙，可依口味調整

- 冷凍青豆 1½ 杯
- 切碎的芝麻葉 4 杯
- 全麥螺旋義大利麵 230 公克

醬汁食材：

- 大顆椰菜花 1 顆，去梗並切成小朵
- 無糖豆漿、大麻奶或杏仁奶 4 杯
- 煮熟的白豆 2 杯，或罐裝無鹽或低鈉白豆 1 罐（430 公克）
- 中東芝麻醬或帶殼芝麻籽 1 大匙
- Mrs. Dash 無鹽調味料 1 茶匙
- 洋蔥粉 1 大匙
- 營養酵母 1 大匙

　　在湯鍋中加一點水，拌炒洋蔥和大蒜 5 分鐘。加入新鮮的蘑菇與雞肉用調味料，繼續再炒 5 分鐘。加入蘑菇與泡蘑菇的水，邊煮邊攪直到蘑菇變軟。倒入料理用雪莉酒、青豆、芝麻葉後再繼續煮 10 分鐘。

　　準備醬汁的部分：將椰菜花和豆漿倒入平底鍋中，不要蓋鍋蓋讓食材直接煮滾。然後關小火、蓋上鍋蓋後再燉煮 15 分鐘，或是直到可輕鬆用叉子戳入即可。將剩餘食材放入攪拌機中打至滑順，再將椰菜花醬倒入上一步驟混和好的蘑菇中攪拌均勻。

　　同時請依照包裝指示烹煮義大利麵，將水分瀝乾，並保留 1 杯煮麵水。將義大利麵與椰菜花醬及混和好的蘑菇均勻攪拌在一起，若有必要，可以加入剛剛留下來的煮麵水讓麵不會太乾。

　　非素食選項：可以在拌炒蘑菇時加入 140 ～ 170 公克切塊的草飼肉或野生肉，會更有傳統的匈牙利風味。

波特貝勒菇燉豆　　　　　　　　　　　　　　　　　　　　分量：4

- 大顆洋蔥 1 顆，切碎
- 大蒜 2 瓣，切碎
- 大波特貝勒菇傘蓋 2 個，切成薄片
- 紅酒或低鈉蔬菜湯 ½ 杯
- 大番茄 1 顆，切丁，或是切一半的小番茄 8 顆
- 煮熟的鷹嘴豆 1½ 杯，也可換成罐裝無鹽或低鈉鷹嘴豆 1 罐（約 430 公克），水分需瀝乾

　　將洋蔥和大蒜用水炒 2 分鐘，或是炒至洋蔥變軟。加入波特貝勒菇及紅酒或蔬菜湯後繼續烹煮 5 分鐘，直到波特貝勒菇變軟為止。然後再加入番茄和鷹嘴豆，慢燉 5 分鐘後即可食用。

金線瓜蔬菜麵　　　　　　　　　　　　　　　　　　　　　分量：4

- 中型金線瓜 1 顆
- 胡蘿蔔 1½ 根，斜切
- 芹菜 ½ 杯，斜切
- 大蒜 3 瓣，剁碎
- 高麗菜絲 1½ 杯
- 小條櫛瓜 1 條，切成小片
- 煮熟的斑豆 1½ 杯、或是罐裝無鹽、低鈉斑豆 1 罐（430 公克），水分需瀝乾
- 切碎的番茄 1½ 杯，也可換成罐裝無鹽或低鈉碎番茄 1 罐（430 公克），水分需瀝乾
- 純蘋果汁 ⅓ 杯

- 百里香 1 茶匙
- 乾的巴西里 1 茶匙
- 無鹽或低鈉義大利麵醬 1 杯
- 蘿蔓生菜 1 整株（可加可不加），切絲

　　將金線瓜垂直切半、去籽。在烤盤中倒入 ¼ 杯的水，將南瓜切面朝下放在烤盤中以 175℃ 烤 45 分鐘，或直到金線瓜變軟。

　　同時將 2 大匙的水和胡蘿蔔、芹菜一起倒入鍋中，蓋上鍋蓋用中火燜煮 10 分鐘，時不時攪拌一下，若有必要也可以再加一點水。放入大蒜、高麗菜、櫛瓜後蓋起鍋蓋繼續燜煮 10 分鐘。再將剩餘的食材除了義大利麵醬以外都拌入鍋中，蓋上鍋蓋再燉 10 分鐘，或是直到胡蘿蔔變軟為止。

　　將烤好的金線瓜從烤箱中拿出，用叉子從瓜肉上刮出如義大利麵條般的南瓜絲放入碗中，加入義大利麵醬並均勻攪拌好。將蔬菜、豆子、香草與混合好的金線瓜麵、義大利麵醬均勻拌好後，（若你想要的話）淋在切成絲的蘿蔓生菜上享用，或是放回到挖空的南瓜碗裡品嚐。

超級食物餡甜椒　　　　　　　　　　　　　　　　分量：3

- 乾的藜麥 ½ 杯
- 大甜椒 3 顆，垂直切半、去籽、去外膜
- 大蒜 3 瓣，剁碎
- 中顆洋蔥 1 顆，剁碎
- 中型茄子 1 條，切丁

- 中型櫛瓜 1 條，切丁
- 蘑菇 240 公克，切丁
- 無鹽或低鈉番茄糊 1½ 杯，也可換成罐裝無鹽或低鈉番茄泥或是番茄丁 1 罐（430 公克）
- 乾的奧勒岡草 1 茶匙或義大利調味料（可依照口味多加一點）新鮮羅勒 2 大匙，可加可不加

　　在鍋子裡加入 1¼ 杯水，加入藜麥，蓋上鍋蓋用小火燜煮 20 分鐘。用水將大蒜和洋蔥炒過後，再放入茄子、櫛瓜、蘑菇，將食材烹煮至茄子和櫛瓜開始變軟為止。最後放入煮好的藜麥、番茄糊或番茄泥以及調味料。將混合好的蔬菜、藜麥用湯匙舀到甜椒中，放入 175℃ 的烤箱烤 15 分鐘。

焗烤瑞士甜菜與地瓜　　　　　　　　　　　　　　分量：6

- 新鮮的碎薑 1 茶匙
- 小洋蔥 1 顆，切細
- 切碎的青椒 ½ 杯
- 甜菜 8 杯，去莖、粗切
- 中型（約 570 公克）地瓜 4 條，去皮、切片，厚度約為 0.3 公分
- 天貝 230 公克，盡量切成薄片
- 無糖豆漿、大麻奶或杏仁奶 2 杯
- 肉荳蔻 ⅛ 茶匙
- 黑胡椒 ⅛ 茶匙
- 非乳製莫扎瑞拉起司 ¼ 杯
- 亞麻籽 2 大匙，烤過

烤箱預熱至 200˚C，用少許橄欖油輕拭 9×13 英吋的烤盤。將 ⅛ 杯的水倒入大鍋中加熱，用水把薑、洋蔥、青椒炒軟，並將瑞士甜菜丟進鍋中煮到稍微軟化即可。將三分之一的地瓜片平均鋪在準備好的烤盤底部，

把一半天貝與一半甜菜混合在一起，鋪在地瓜上；再鋪上另外三分之一的地瓜片與剩餘的天貝和甜菜；最後鋪上一層剩餘的地瓜。把奶、肉荳蔻和黑胡椒混合均勻後倒入烤盤，蓋上鋁箔紙烤 35 分鐘。打開鋁箔紙後，先在表面灑上非乳製莫扎瑞拉「起司」，再放回烤箱烤 15 分鐘，最後再灑上烤過的亞麻籽即可食用。

非素食選項：可以用少量的新鮮莫扎瑞拉起司來取代乳製起司，但不管是用哪種起司，每人的分量都得控制在極少量才行。

香濃白豆配櫛瓜　　　　　　　　　　　　　　　　　　分量：2

- 中條櫛瓜 3 條，切成小塊
- 大蒜 2 瓣，剁碎
- 煮熟的白豆 1½ 杯，也可換成罐裝無鹽或低鈉白豆 1 罐（430 公克），水分需瀝乾
- 黑無花果醋或義大利陳年葡萄醋 ¼ 杯

開中火，將櫛瓜與大蒜以 2 大匙的水拌炒 5 分鐘直到炒軟為止。加入豆子和醋後再煮 5 分鐘即可食用。

- 大蒜 6 瓣，切碎
- 剁碎的薑 2 茶匙
- 剁碎的墨西哥辣椒 1½ 大匙
- 韭蔥 3 杯，垂直剁開後將其分別洗乾淨，然後粗切
- 切成 ¼ 份的蘑菇 2 杯
- 胡蘿蔔絲 1 杯
- 高麗菜絲 1 杯
- 荷蘭豆 2 杯
- 無鹽、無糖花生醬 ½ 杯
- 無鹽或低鈉蔬菜湯 1 杯
- 無糖豆漿、大麻奶或杏仁奶 ½ 杯
- 無糖椰子絲 ½ 杯
- 萊姆 1 顆，擠汁
- 壓碎的紅椒或卡宴辣椒，增添風味用
- 剁碎的新鮮香菜 2 大匙，裝飾用

在一個大湯鍋中加入 2 大匙水，以中大火加熱並加入大蒜、薑、墨西哥辣椒、韭蔥和蘑菇，邊攪邊煮 5 分鐘。然後再加入胡蘿蔔、高麗菜和荷蘭豆，若有需要也可以加一點點水，再邊煮邊攪 5 分鐘，或是直到蔬菜變軟為止。

將花生醬和一些蔬菜湯倒入小碗中，均勻混合成滑順的醬汁。將此花生醬汁及剩餘的蔬菜湯與豆漿、椰子、萊姆汁一起加進燉菜裡。若你想要的話，也可以加入壓碎的紅椒或卡宴辣椒來增添風味，再以

香菜做最後裝飾，並請趁熱食用。

　　非素食選項：可以切 170 公克的蝦仁或干貝加到湯鍋中。

口袋餅、捲餅餡料

阿滋提克餡料　　　　　　　　　　　　　　　分量：2

- 切得非常細的寬葉羽衣甘藍 2 杯
- 低鈉莎莎醬 1/4 杯
- 生杏仁醬 1/4 杯
- 新鮮香菜 1/4 杯，剁碎
- 磨碎的孜然 1 茶匙
- 辣椒粉 1 茶匙

　　將所有食材在碗裡混合均勻，並將餡料裝進全穀物口袋餅或是捲餅中食用。

義大利餡料　　　　　　　　　　　　　　　分量：2

- 生菜絲 2 杯
- 碎巴西里 1/4 杯
- 切碎的日曬番茄乾 1/4 杯，無鹽、浸泡在水中直到軟化
- 磨細的核桃 1/2 杯
- 無鹽義大利調味料 1 茶匙
- 無鹽或低鈉番茄糊 1½ 大匙
- 大蒜粉少許

將所有食材在碗裡混合均勻，並將餡料裝進全穀物口袋餅或是捲餅中食用。

非素食選項：加入 30 ～ 55 公克於烤箱中烤過的白雞肉或火雞肉，可將其切片後放入每片捲餅中食用。

孟買餡料   分量：2

- 綠高麗菜絲 2 杯
- 切丁芒果乾 ¼ 杯
- 生杏仁醬 ¼ 杯
- 咖哩粉 1 茶匙
- 柳橙汁 2 大匙，現擠

將所有食材在碗裡混合均勻，並將餡料裝進全穀物口袋餅或是捲餅中食用。

甜點

蘋果草莓堅果杯　　　　　　　　　　　　　　　　　　　　　分量：12

- 蘋果乾 2 杯
- 無糖香草豆漿、大麻奶或杏仁奶 1½ 杯
- 新鮮草莓 470 公克，或 1 袋冷凍草莓
- 生胡桃 ½ 杯
- 生巴西堅果 ½ 杯
- 嫩波菜 1 杯
- 無糖椰子絲 ¼ 杯
- 肉桂 ½ 大匙
- 肉荳蔻 ¼ 茶匙
- 帝王椰棗 6 顆，去核
- 無糖椰子絲，裝飾用

　　將蘋果乾浸泡在豆漿中，靜置至少 1 小時。將泡好的蘋果、豆漿、一半的草莓和除了椰子絲以外的剩餘食材都倒入高效能食物攪拌機中，打至滑順，若有需要也可以再加入一點豆漿。將食材用湯匙舀入馬芬杯或是可放入烤箱的小焗杯中，以 150°C 烤 20 分鐘。在每個布丁杯中都放入半顆剩餘的草莓，然後灑上椰子絲，放入冰箱冷藏後再食用。

活力莓果凍 分量：2

- 無糖杏桃汁 2 杯
- 寒天片 3 茶匙，浸泡在杏桃汁中一晚
- 新鮮或冷凍綜合莓果 2 杯，切成小塊
- 香草精 1 茶匙

　　將混合好的杏桃汁、寒天片放入平底鍋中，用中大火煮滾。然後將火關小，繼續慢燉 20 分鐘。拌入莓果和香草精，並分成 2 盤，冷卻後即可食用。

黑豆布朗尼 分量：16 塊

- 煮好的黑豆 2 杯
- 帝王椰棗 10 顆
- 生杏仁醬 2½ 大匙
- 香草 1 茶匙
- 天然、非鹼性的可可粉
- 磨碎的奇亞籽 1 大匙

　　將黑豆、椰棗、杏仁、香草放入食物調理機或是高效率的攪拌機中，打至滑順即可。再將剩餘食材加進去，攪拌均勻後倒入已用少許橄欖油輕拭過的 8×8 英吋烤盤中。用 95˚C 烤 1 分 30 秒，將食材烤乾，冷卻後切成小塊食用。若存放在密封的容器中冷藏的話保鮮期可長達 1 週。

黑櫻桃雪酪 分量：3

- 冷凍的甜黑櫻桃 3 杯
- 無糖香草豆漿、大麻奶、或杏仁奶 1 杯
- 冷凍熟香蕉 1 根 *
- 核桃 ½ 杯
- 帝王椰棗 3 顆，去核

將所有食材放入高效能食物攪拌機中打勻，即可食用。

* 請至少在 24 小時前將剝好皮的熟香蕉放在塑膠袋中冷凍起來。

奇亞籽餅乾 分量：20 片餅乾

- 磨細的傳統燕麥片 2 杯
- 無糖乾椰子絲 ½ 杯
- 黑醋栗 1 杯
- 磨碎的奇亞籽 1 大匙
- 整顆奇亞籽 1 大匙
- 肉桂 1 茶匙
- 生杏仁醬 2 大匙
- 無糖蘋果醬 ¾ 杯
- 香草 1 茶匙

將一半的黑醋栗泡在 ½ 杯的水中 1 小時。把磨碎的燕麥片、椰子絲、剩餘的黑醋栗、奇亞籽、肉桂於碗中混合均勻。將烤箱預熱至 95°C。將杏仁醬、泡過水的黑醋栗以及泡黑醋栗的水、蘋果醬、香草都放入食物調理機或是高效能食物攪拌機中打至滑順，然後加入剩餘

的食材、拌勻。

　　捏出餅乾的形狀，2 茶匙麵團可以捏成一塊餅乾。餅乾上面放上用橄欖油輕拭過的烤盤紙，或是蓋上一張烘培紙，用非常低溫（95℃）烤 1.5 到 2 個小時。

新鮮水果與莓果的巧克力沾醬　　　　　　　　　　　　　　分量：4

- 嫩波菜 2 杯
- 豆漿 1½ 杯
- 冷凍藍莓 1 杯
- 去核椰棗 1 杯
- 生杏仁 ⅔ 杯
- 非鹼性、無糖可可粉 2½ 大匙
- 香草精 ½ 茶匙
- 枸杞 4 大匙

　　將所有食材放入高效能食物攪拌機中，打至極為滑順濃郁後即可食用。

　　可以用來當做新鮮水果沾醬，或是用湯匙舀一點放在水果片與藍莓上吃。

藍莓核桃脆雪酪　　　　　　　　　　　　　　　　　　　　分量：4

- 無糖豆漿、大麻奶、或杏仁奶 1¼ 杯
- 冷凍藍莓 3 杯，分次使用
- 冷凍香蕉 2 根 *，其中一根切成一口大小

- 碎核桃 1 杯，分次使用
- 磨碎的亞麻籽 1 大匙

將豆漿、2 杯冷凍藍莓、1 根冷凍香蕉（沒切的那根）以及 ½ 杯核桃放入高效能攪拌機中。將拌好的食材全部倒入冰過的碗中，再將剩餘的藍莓與核桃也放入碗中拌勻，於表面灑上亞麻籽食用。

* 請至少在 24 小時前將香蕉皮剝好、切成三份、用塑膠袋包緊後放入冷凍庫。

椰子胡蘿蔔派   分量：8

內餡食材：
- 麝香葡萄或其他無糖甜點酒 ½ 杯
- 蘋果 3 顆，刨絲
- 非硫化蘋果乾 1 杯，切碎
- 葡萄乾 ⅓ 杯
- 非硫化杏桃乾 ⅓ 杯，切碎
- 核桃 ¼ 杯
- 胡蘿蔔絲 1½ 杯
- 櫛瓜絲 ½ 杯
- 甜菜絲 ½ 杯
- 無糖椰子絲 ½ 杯
- 肉桂 ¾ 茶匙
- 肉荳蔻 ¼ 茶匙

派皮食材：

- 生杏仁 1 杯
- 椰棗 1 杯，去核
- 奇亞籽 2 大匙
- 乾的燕麥片 ⅓ 杯（於攪拌機中攪碎）

糖霜食材：

- 夏威夷果仁 ⅓ 杯
- 豆漿、大麻奶、或杏仁奶 1 杯
- 去核椰棗 ⅔ 杯
- 香草 1 茶匙

　　內餡作法：將碎蘋果乾和杏桃泡在酒中，放入冰箱醃一晚（至少1 小時）。將葡萄乾與核桃放入食物調理機或攪拌機中，並加入混合好的水果、酒、攪拌均勻。再加入椰子、肉桂、肉豆蔻、切得極細的胡蘿蔔絲、櫛瓜、甜菜，並用手拌。

　　餅皮的作法：將 2 大匙的奇亞籽與 ¼ 杯的水均勻混合後靜置至少15 分鐘，再將其放入食物調理機中打成糊，完成後將麵糊暫放一旁。將杏仁放入食物調理機中，打至極細，並一樣放置在一旁。把燕麥片放入攪拌機中，不加水直接打成含有粗顆粒的麵粉，然後將杏仁放入攪拌機中和燕麥麵粉一起攪拌。加入椰棗繼續攪拌直到椰棗被打碎並與其他食材均勻混合為止。之後再加入奇亞籽糊，使用瞬間加速功能來將食材充分混合，並將混合好的麵團壓入模具中形成派皮。

　　糖霜的作法：將夏威夷果仁、豆漿、糖霜食材中的椰棗、香草加到高效能食物攪拌機中，打至濃郁滑順即可。

金黃松露球 分量：30 ～ 40 球

- 生腰果 1½ 杯
- 生杏仁 1 杯
- 中型金冠蘋果 1 顆，去皮、去核、切片
- 磨碎的奇亞籽 1 茶匙
- 杏桃乾 8 顆，剁碎
- 肉桂粉（裹在外層用）
- 無糖椰子絲（裹在外層用）
- 天然非鹼性可可粉（裹在外層用）

將腰果與杏仁放入維他美仕或其他品牌的高效能攪拌機中磨成粉狀，然後加入蘋果片、磨碎的奇亞籽、杏桃乾後再攪拌一次。要做成松露球：將混合好的食材捏成小球，並裹上肉桂或椰子絲與可可粉即可。

健康巧克力蛋糕 分量：12

蛋糕食材：

- 全麥麵粉 1⅔ 杯
- 泡打粉 1 茶匙
- 小蘇打粉 3 茶匙
- 去核椰棗 3½ 杯，分次使用
- 罐頭鳳梨片 1 杯
- 香蕉 1 根
- 無糖蘋果醬 1 杯

- 生甜菜絲 1 杯
- 生胡蘿蔔絲 ¾ 杯
- 生櫛瓜絲 ½ 杯
- 天然、非鹼性的可可粉 3 大匙
- 黑醋栗 ½ 杯
- 切碎的核桃 1 杯
- 水 1½ 杯
- 香草精 1 茶匙

巧克力堅果糖霜食材：
- 生夏威夷果仁或生腰果 1 杯
- 香草豆漿、大麻奶、或杏仁奶 1 杯
- 去核椰棗 ⅔ 杯
- 巴西堅果或榛果 ⅓ 杯
- 可可粉 2 大匙
- 香草精 1 茶匙

　　將烤箱預熱至 175˚C，將麵粉、泡打粉、小蘇打粉在小碗中混合好後放在一旁備用。於食物攪拌機或調理機中打出 3 杯混合好的椰棗、鳳梨、香蕉和蘋果醬泥。然後將剩餘 ½ 杯的椰棗切成 0.5 公分的薄片，於大碗中將椰棗片、甜菜、胡蘿蔔、櫛瓜、可可粉、黑醋栗、核桃、水、香草和麵粉混合在一起。把攪拌機中打好的果泥加進碗中，攪拌均勻，然後將其鋪在 9×13 英吋的不沾烤盤上

　　放入烤箱烤 1 小時，或是直到用牙籤戳入中間後抽出不會沾粘即可。糖霜的作法：使用高效能攪拌機將所有糖霜食材打至濃郁滑順後，塗抹在冷卻後的蛋糕上即可。

派皮食材：

- 生杏仁 1 杯
- 磨細的奇亞籽 1 茶匙
- 去核椰棗 1 杯
- 水 2 茶匙

內餡食材：

- 水 ½ 杯
- 去核椰棗 ½ 杯
- 蘋果 1 顆，去皮、去核、切碎
- 磨細的奇亞籽 2 茶匙
- 冷凍野生藍莓 1 杯，需稍微解凍
- 蘋果 4 顆，去皮、去核、切片
- 肉桂粉 1 大匙
- 葡萄乾 ½ 杯

　　派皮的作法：將生杏仁以及派皮食材中的奇亞籽粉倒入食物調理機裡攪拌，使用瞬間加速功能來將食材磨細。加入椰棗和水後繼續攪拌，直到食材變成一團為止。在稍微擦了點油的模具中將麵團按壓成薄薄的派皮，先將派皮以 120°C 烤 5 分鐘。

　　內餡作法：將水、去核椰棗、切碎的蘋果、派餡食材中的奇亞籽粉放入攪拌機中，打至滑順。將椰棗混合物和藍莓、切片蘋果、肉桂和葡萄乾在大碗中攪拌均勻。用湯匙將內餡舀出放入派皮內，以 95°C 烤 1.5 小時，冷卻後切片食用。

致謝

　　我要謝謝我的專業團隊，他們付出了許多努力：營養師琳達‧帕佩絲庫（Linda Popescu）協助我進行營養評分計算，以及制定高營養含量的食譜；助理研究員迪娜‧費瑞利（Deana Ferreri）博士和我一起分析研究報告；全人治療醫學博士傑‧班森（Jay Benson）常常超時工作只為了減輕我的負擔，讓我能在預定的時間內完成此書；克莉絲汀‧華特梅爾（Christine Waltermyer）試做和調整食譜，並負責最終的口味測試。我同時也要謝謝傅爾曼醫生網站的執行團隊——珍妮絲‧瑪拉（Janice Marra）、多明尼克‧安柏西歐（Dominic Ambrosio）、以及以利亞‧琳（Elijah Lynn）——謝謝他們以不懈的熱情努力工作。

附註

序：什麼是超級免疫力？

1. National Intelligence Council. The global infectious disease threat and its implications for the United States. January 2000; NIE 99–17D. http://www.dni.gov/nic/special_globalinfectious.html.

2. Global alert and response: cumulative number of reported probable cases of severe acute respiratory syndrome (SARS). http://www.who.int/csr/sars/country/en/index.html.

3. Fisher ES, Wennberg DE, Stukel TA. The implications of regional variations in Medicare spending. Ann Int Med 2003; 138(4): 288–98.

4. Velicer CM, Heckbert SR, Lampe JW, et al. Antibiotic use in relation to the risk of breast cancer. JAMA 2004; 291(7): 827–35.

第一章　食物等於健康

5. Boggs DA, Palmer JR, Wise LA, et al. Fruit and vegetable intake in relation to risk of breast cancer in the Black Women's Health Study. Am J Epidemiol 2010; DOI:10.1093/aje/kwq293. Gullett NP, Ruhul Amin AR, Bayraktar S, et al. Cancer prevention with natural compounds. Semin Oncol 2010; 37(3): 258–81.

6. Li C, Ford ES, Zhao G, et al. Serum alpha-carotene concentrations and risk of death among U.S. adults. Third national Health and Nutrition Examination Survey follow-up study. Arch Intern Med 2010, Nov 22; DOI:10.1001/

archinternmed. 2010.440.

7. Robbins J. Healthy at 100. Ballantine Books, 2007.

8. Liu RH. Potential synergy of phytochemicals in cancer prevention: mechanism of action. J Nutr 2004; 134(12 Suppl): 3479S–3485S.

9. Hoover's directories: fast food and quick service restaurants 2005; www. hoovers.com/industry/fast_food_quick_service_restaurants/1444_1.html.

10. Steinmetz KA, Potter JD. Vegetables, fruit, and cancer prevention: a review. J Am Diet Assoc 1996, Oct; 96(10): 1027–39.

11. http://www.who.int/whr/1996/media_centre/press_release/en/index.html.

12. Sripaipan T, Schroeder DG, Marsh DR, et al. Effect of an integrated nutrition program on child morbidity due to respiratory infection and diarrhea in northern Viet Nam. Food Nutr Bull 2002; 23(4): 70–77.

13. Taylor CE, Higgs ES. Micronutrients and infectious diseases: thoughts on integration of mechanistic approaches into micronutrient research. J Infect Dis 2000, Sep; 182(1 Suppl): S1–S4.

14. Keusch GT. The history of nutrition: malnutrition, infection, and immunity. J Nutr 2003; 133: 336S–340S.

15. Peterhans E. Oxidants and antioxidants in viral diseases: disease mechanisms and metabolic regulation. J Nutr 1997; 127: 962S–965S.

16. Beck MA. Antioxidants and viral infections: host immune response and viral pathogenicity. J Am Coll Nutr 2001; 20(5 Suppl): 384S–388S, discussion 396S–397S.

17. Peterhans E. Oxidants and antioxidants in viral diseases mechanisms and metabolic regulation. J Nutr 1997; 127: 962S–965S.

18. Dreyfuss ML, Fawzi WW. Micronutrients and vertical transmission of HIV–1. Am J Clin Nutr 2002; 75(6): 959–70.

19. Domingo E. Newly emerging viral diseases: what role for nutrition? J Nutr 1999; 127: 958S–961S.

20. Román GC. An epidemic in Cuba of optic neuropathy, sensorineural deafness, peripheral sensory neuropathy, and dorsolateral myeloneuropathy. J Neurol Sci 1994; 127: 11–28.

21. Reid AH, Taubenberger JK, Fanning TG. The 1918 Spanish influenza: integrating history and biology. Microbes Infect 2001; 3(1): 81–87. Afkhami A. Compromised constitutions: the Iranian experience with the 1918 influenza pandemic. Bull Hist Med 2003; 77(2): 367–92.

第二章　現代醫學的失敗

22. Achievements in public health, 1900–1999: control of infectious diseases. MMWR 1999; 48(29): 621–29.

23. McManus IC. Life expectation of Italian Renaissance artists. Lancet 1975; 1(7901): 266–67.

24. Baicker K, Chandra A. Health affairs (2004): Medicare spending, the physician workforce, and beneficiaries' quality of care; DOI:10.1377/hlthaff .w4.184. Abramson J. Overdosed America: The Broken Promise of American Medicine. HarperCollins, 2004.

25. Tzoulaki I, Molokhia M, Curcin V, et al. Risk of cardiovascular disease and all cause mortality among patients with type 2 diabetes prescribed oral antidiabetes drugs: retrospective cohort study using UK general practice research database. BMJ 2009; 339: b4731; DOI:10.1136/bmj.b4731. Pantalone KM, Kattan MW, Yu C, et al. The risk of developing coronary artery disease or congestive heart failure, and overall mortality, in type 2 diabetic patients receiving rosiglitazone, pioglitazone, metformin, or

sulfonylureas: a retrospective analysis. Acta Diabetol 2009; 46(2): 145–54.

26. Bowker SL, Majumdar SR, Veugelers P, Johnson JA. Increased cancer-related mortality for patients with type 2 diabetes who use sulfonylureas or insulin. Diab Care 2006; 29(2): 254–58.

27. Gerstein HC, Miller ME, Byington RP, et al. Effects of intensive glucose lowering in type 2 diabetes. N Eng J Med 2008; 358(24): 254559.

28. Sipahi I, Debanne SM, Rowland DY, et al. Angiotensin-receptor blockade and risk of cancer: meta-analysis of randomized controlled trials. Lancet Oncol 2010, Jul; 11(7): 627–36.

29. US Food and Drug Administration. Benicar (olmesartan): ongoing safety review. http://www.fda.gov/Safety/MedWatch/SafetyInformation/SafetyAlerts forHumanMedicalProducts/ucm215249.htm.

30. POISE Study Group. Effects of extended-release metoprolol succinate in patients undergoing non-cardiac surgery (POISE trial): a randomized controlled trial. Lancet 2008; DOI:10.1016/S0140–6736(08) 60601–7.

31. Bangalore S, Messerli FH, Kostis JB, Pepine CJ. Cardiovascular protection using beta-blockers. J Am Coll Cardiol 2007; 50(7): 563–72.

32. Wiysonge CS, Bradley H, Mayosi BM, et al. Beta-blockers for hypertension. Cochrane Database Syst Rev 2007; (1): CD002003.

33. Swaminathan RV , Alexander KP. Pulse pressure and vascular risk in the elderly: associations and clinical implications. Am J Geriatr Cardiol 2006; 15(4): 226–32; quiz 133–34.

34. Mitchell GF, Vasan RS, Keyes MJ, et al. Pulse pressure and risk of new-onset atrial fibrillation. JAMA 2007; 297(7): 709–15.

35. Messerli FH, Mancia G, Conti CR, Hewkin AC, Kupfer S, Champion A, Kolloch R, Benetos A, Pepine CJ. Dogma disputed: can aggressively

lowering blood pressure in hypertensive patients with coronary artery disease be dangerous? Ann Intern Med 2006, Jun 20; 144(12): 884–93.

36. Agency for Healthcare Research and Quality. Medication-related adverse outcomes in U.S. hospitals and emergency departments: healthcare cost and utilization project statistical brief 109; 2008, Apr. www.hcup-us.ahrq.gov/reports/statbriefs/sb109.pdf.

37. Estimates of deaths associated with seasonal influenza—United States, 1976–2007. Morbidity and Mortality Weekly Report (MMWR) 2010; 59(33); 1057–62.

38. Jefferson T, Di Pietrantonj C, Rivveti A, et al. Vaccines for preventing influenza in healthy adults. Cochrane Database Syst Rev 2010; (7): CD001269.

39. Jefferson T, Rivetti A, Hamden AR, et al. Vaccines for preventing influenza in healthy children. Cochrane Database Syst Rev 2008; (2): CD004879.

40. Jefferson T, Di Pietrantonj C, Al-Ansary LA, et al. Vaccines for preventing influenza in the elderly. Cochrane Database Syst Rev 2010; (2): CD004876.

41. Cauchon D. FDA advisers tied to industry. USA Today 2000, Sep 25. Chairman Dan Burton. Opening statement. Committee on government teform. FACA: Conflicts of interest and vaccine development: preserving the integrity of the process. 2000, Jun 15. 2154 Rayburn House Office Building, Washington, DC 20515.

42. Watanabe T. Henoch-Schonlein purpura following influenza vaccinations during the pandemic of influenza A (H1N1). Pediatr Nephrol 2011; 26(5):795–98.

第三章　超級食物能打造超級免疫力

43. Amadori D, Sansoni E, Amadori A. Ovarian cancer: natural history and metastatic pattern. Front in Biosc 1996; (1): 56–59.

44. Stidley CA, Picchi MA, Leng S, et al. Multivitamins, folate, and green vegetables protect against gene promoter methylation in the aerodigestive tract of smokers. Cancer Res 2010, Jan 15; 70(2): 568–74.

45. See, for example, Yuasa Y, Nagasaki H, Akiyama Y, et al. Relationship between CDX2 gene methylation and dietary factors in gastric cancer patients. Carcinog 2005; 26(1): 193–200.

46. Walters DG, Young PJ, Agus C, et al. Cruciferous vegetable consumption alters the metabolism of the dietary carcinogen 2-amino-1-methyl-6-phenylimidazo [4,5-b]pyridine (PhIP) in humans. Carcinog 2004; 25: 1659–69.

47. Higdon JV Delage B, Williams DE, et al. Cruciferous vegetables and human cancer risk: epidemiologic evidence and mechanistic basis. Pharma Res 2007, Mar; 55(3): 224–36.

48. Brandi G, Schiavano GF, Zaffaroni N, et al. Mechanisms of action and antiproliferative properties of Brassica oleracea juice in human breast cancer cell lines. J Nutr 2005; 135(6): 1503–09. Gamet-Payrastre I, Li P, Lumeau S, et al. Sulforaphane, a naturally occurring isothiocyanate, induces cell cycle arrest and apoptosis in HT29 human colon cancer cells. Cancer Res 2000; 60: 1426–33.

49. Yuan F, Chen DZ, Liu K, et al. Anti-estrogenic activities of indole-3-carbinol in cervical cells: implication for prevention of cervical cancer. Anticancer Res 1999, May–Jun; 19(3a): 1673–80. Dalessandri KM, Firestone GL, Fitch MD,

et al. Pilot study: effect of 3,3' -diindolylmethane supplements on urinary hormone metabolites in postmenopausal women with a history of early-stage breast cancer. Nutr Cancer 2004; 50: 161–67.

50. Michaud DS, Spiegelman D, Clinton SK, et al. Fruit and vegetable intake and incidence of bladder cancer in a male prospective cohort. J Natl Cancer Inst 1999; 91(7): 605–13.

51. Cohen JH, Kristal AR, Stanford JL. Fruit and vegetable intake and prostate cancer risk. J Natl Cancer Inst 2000; 92(1): 61–68.

52. Larsson SC, Hakansson N, Naslund I, et al. Fruit and vegetable consumption in relation to pancreatic cancer: a prospective study. Cancer Epidemiol Biomark Prev 2006; 15: 301–5.

53. Xue L, Pestka JJ, Li M, et al. 3,3' -diindolylmethane stimulates murine immune function in vitro and in vivo. J Nutr Biochem 2008; 19(5): 336–44.

54. Zeligs MA, Sepkovic DW, Manrique C. et al. Absorption-enhanced 3,3' -diindolylmethane: human use in HPV-related, benign, and pre-cancerous conditions. Proc Am Assoc Cancer Res 2003; 44: 3198.

55. Conrad A, Bauer D, Nobis T, et al. In vitro activity of a mixture of mustard oils (isothiocyanates) against antimicrobial and multidrug-resistant bacteria. 18th European Congress of Clinical Microbiology and Infectious Diseases 2008, Apr 19; Barcelona, Spain. Abstract number: P614.

56. Fahey JW, Haristoy X, Dolan PM, et al. Sulforaphane inhibits extracellular, intracellular, and antibiotic-resistant strains of Helicobacter pylori and prevents benzo[a]pyrene-induced stomach tumors. Proc Natl Acad Sci 2002; 99(11): 7610–15. Haristoy X, Angioi-Duprez K, Duprez A, Lozniewski A. Efficacy of sulforaphane in eradicating Helicobacter pylori in human gastric xenografts implanted in nude mice. Antimicrob Agents Chemother 2003;

47(12):3982–84. Galan MV, Kishan AA, Silverman AL. Oral broccoli sprouts for the treatment of Helicobacter pylori infection: a preliminary report. Dig Dis Sci 2004; 49(7–8): 1088–90.

57. Zakkar M, Van der Heiden KI, Luong LA, et al. Activation of Nrf2 in endothelial cells protects arteries from exhibiting a proinflammatory state. Arteriosc Thromb & Vasc Biol 2009; 29: 1851.

58. Kohno K, Miyake M, Sano O, et al. Anti-inflammatory and immunomodulatory properties of 2-amino-3H-phenoxazin-3-one. Biol Pharma Bull 2008; 31: 1938–45. Lee JS, Park SY, Thapa D, et al. Grifola frondosa water extract alleviates intestinal inflammation by suppressing TNF-alpha production and its signaling. Exp Mol Med 2010; 42: 143–54.

59. Borchers AT, Keen CL, Gershwin ME. Mushrooms, tumors, and immunity:an update. Exp Biol Med 2004; 229: 393–406. Borchers AT, Krishnamurthy A, Keen CL, et al. The immunobiology of mushrooms. Exp Biol Med 2008; 233:259–76.

60. Martin KR, Brophy SK. Commonly consumed and specialty dietary mushrooms reduce cellular proliferation in MCF–7 human breast cancer cells. Exp Biol Med 2010; 235: 1306–14. Fang N, Li Q, Yu S, et al. Inhibition of growth and induction of apoptosis in human cancer cell lines by an ethyl acetate fraction from shiitake mushrooms. J Altern Complement Med 2006; 12: 125–32. Ng ML, Yap AT. Inhibition of human colon carcinoma development by lentinan from shiitake mushrooms (Lentinus edodes). J Altern Complement Med 2002; 8: 581–89. Adams LS, Phung S, Wu X, et al. White button mushroom (Agaricus bisporus) exhibits antiproliferative and proapoptotic properties and inhibits prostate tumor growth in athymic mice. Nutr Cancer 2008; 60: 744–56. Lakshmi B, Ajith TA, Sheena N,

et al. Antiperoxidative, anti-inflammatory, and antimutagenic activities of ethanol extract of the mycelium of Ganoderma lucidum occurring in South India. Teratog Carcinog Mutagen 2003; (1 Suppl): 85–97. Cao QZ, Lin ZB. Antitumor and anti-angiogenic activity of Ganoderma lucidum polysaccharides peptide. Acta Pharma Sinica 2004; 25:833–38. Lin ZB, Zhang HN. Anti-tumor and immunoregulatory activities of Ganoderma lucidum and its possible mechanisms. Acta Pharma Sinica 2004; 25: 1387–95.

61. Yu L, Fernig DG, Smith JA, et al. Reversible inhibition of proliferation of epithelial cell lines by Agaricus bisporus (edible mushroom) lectin. Cancer Res 1993; 53: 4627–32. Carrizo ME, Capaldi S, Perduca M, et al. The antineoplastic lectin of the common edible mushroom (Agaricus bisporus) has two binding sites, each specific for a different configuration at a single epimeric hydroxyl. Journal Biol Chem 2005; 280: 10614–623.

62. Hong SA, Kim K, Nam SJ, et al. A case-control study on the dietary intake of mushrooms and breast cancer risk among Korean women. Int J Cancer 2008; 122: 919–23. Shin A, Kim J, Lim SY, et al. Dietary mushroom intake and the risk of breast cancer based on hormone receptor status. Nutr Cancer 2010; 62: 476–83. Zhang M, Huang J, Xie X, et al. Dietary intakes of mushrooms and green tea combine to reduce the risk of breast cancer in Chinese women. Int J Cancer 2009; 124: 1404–08.

63. Hara M, Hanaoka T, Kobayashi M, et al. Cruciferous vegetables, mushrooms, and gastrointestinal cancer risks in a multicenter, hospital-based casecontrol study in Japan. Nutr Cancer 2003; 46: 138–47.

64. Chen S, Oh S, Phung S et al. Anti-aromatase activity of phytochemicals in white button mushrooms (Agaricus bisporus). Cancer Res 2006; 66(24):12026–034.

65. Chen S, Oh SR, Phung S, et al. Anti-aromatase activity of phytochemicals in white button mushrooms (Agaricus bisporus). Cancer Res 2006; 66:12026–034. Su B, Wong C, Hong Y, et al. Growth factor signaling enhances aromatase activity of breast cancer cells via post-transcriptional mechanisms. J Steroid Biochem Molec Biol 2011; 123: 101–8.

66. Burstein HJ, Prestrud AA, Seidenfeld J, et al. American Society of Clinical Oncology clinical practice guideline: update on adjuvant endocrine therapy for women with hormone receptor-positive breast cancer. J Clin Oncol 2010; 28: 3784–96. Riemsma R, Forbes CA, Kessels A, et al. Systematic review of aromatase inhibitors in the first-line treatment for hormone sensitive advanced or metastatic breast cancer. Breast Cancer Res Treat 2010; 123: 9–24.

67. Grube BJ, Eng ET, Kao YC, et al. White button mushroom phytochemicals inhibit aromatase activity and breast cancer cell proliferation. J Nutr 2001; 131: 3288–93.

68. Ren Z, Guo Z, Meydani SN, et al. White button mushroom enhances maturation of bone marrow-derived dendritic cells and their antigen presenting function in mice. J Nutr 2008; 138(3): 544–50.

69. Kim HJ, Barajas B, Wang M, et al. Nrf2 activation by sulforaphane restores the age-related decrease of T(H)1 immunity: role of dendritic cells. J Allergy Clin Immunol 2008; 121(5): 1255–61.

70. Yoon M, Lee J, Choi B, et al. Apigenin inhibits immunostimulatory function of dendritic cells: implication of immunotherapeutic adjuvant. Molec Pharma 2006; 70(3): 1033–44.

71. National Cancer Institute. Angiogenesis inhibitors therapy. http://www.cancer. gov/cancertopics/factsheet/Therapy/angiogenesis-inhibitors

72. Pool-Zobel BL, Schmezer P, Sinrachatanant Y, et al. Mutagenic and

genotoxic activities of extracts derived from the cooked and raw edible mushroom Agaricus bisporus. J Cancer Res Clin Oncol 1990; 116: 475–79. Toth B, Erickson J. Cancer induction in mice by feeding of the uncooked cultivated mushroom of commerce Agaricus bisporus. Cancer Res 1986; 46: 4007–11. Toth B, Erickson J, Gannett P. Lack of carcinogenesis by the baked mushroom Agaricus bisporus in mice: different feeding regimen [corrected]. In Vivo 1997; 11: 227–31.

73. Szymczak M, Murray M, Petrovic N. Modulation of angiogenesis by omega-3 polyunsaturated fatty acids is mediated by cyclooxygenases. Blood 2008; 111: 3514–21. Llaverias G, Danilo C, Mercier I, et al. Role of cholesterol in the development and progression of breast cancer. Am J Path 2011; 178: 402–12. Llaverias G, Danilo C, Wang Y, et al. A Western-type diet accelerates tumor progression in an autochthonous mouse model of prostate cancer. Am J Path 2010; 177: 3180–91.

74. Powolny A, Singh S. Multitargeted prevention and therapy of cancer by diallyl trisulfide and related Allium vegetable–derived organosulfur compounds. Cancer Lett 2008; 269(2): 305–14.

75. Galeone C, Pelucchi C, Levi F, et al. Onion and garlic use and human cancer. Am J Clin Nutr 2006; 84(5): 1027–32.

76. Neurath AR, Strick N, Li YY, et al. Punica granatum (pomegranate) juice provides an HIV-1 entry inhibitor and candidate topical microbicide. BMC Infect Dis 2004; 4: 41. Jurenka JS. Therapeutic applications of pomegranate (Punica granatum L.): a review. Altern Med Rev 2008; 13(2): 128–44. Lansky EP, Newman RA. Punica granatum (pomegranate) and its potential forprevention and treatment of inflammation and cancer. J Ethnopharma 2007; 109(2): 177–206.

77. Adams LS, Zhang Y, Seeram NP, et al. Pomegranate ellagitannin-derived compounds exhibit antiproliferative and antiaromatase activity in breast cancer cells in vitro. Cancer Prev Res 2010; 3(1): 108–13.

78. Syed DN, Afaq F, Mukhtar H. Pomegranate derived products for cancer chemoprevention. Semin Cancer Biol 2007; 17(5): 377–85.

79. Stoner GD, Dombkowski AA, Reen RK, et al. Carcinogen-altered genes in Rat esophagus positively modulated to normal levels of expression by both black raspberries and phenylethyl isothiocyanate. Cancer Res 2008; 68(15):6460–67.

80. Ravoori S, Kausar H, Aqil F, et al. Distinct molecular targets of blueberry and black raspberry in breast cancer prevention. Cancer Res 2010; 70(8): S1.

81. Hu FB, Stampfer MJ, Manson JE, et al. Frequent nut consumption and risk of coronary heart disease in women: prospective cohort study. BMJ 1998; 317(7169): 1341–45. Albert CM, Gaziano JM, Willett WC, et al. Nut consumption and decreased risk of sudden cardiac death in the Physicians' Health Study. Arch Intern Med 2002; 162(12): 1382–87. Kris-Etherton PM, Hu FB, Ros E, et al. The role of tree nuts and peanuts in the prevention of coronary heart disease: multiple potential mechanisms. J Nutr 2008; 138(9): 1746S–1751S. Ellsworth JL, Kushi LH, Folsom AR. Frequent nut intake and risk of death from coronary heart disease and all causes in postmenopausal women: the Iowa Women's Health Study. Nutr Metab Cardiovasc Dis 2001; 11(6): 372–77. Sabaté J, Oda K, Ros E. Nut consumption and blood lipid levels: a pooled analysis of 25 intervention trials. Arch Intern Med 2010 May 10; 170(9): 821–27. Bes-Rastrollo M, Wedick NM, Martinez-Gonzalez MA, et al. Prospective study of nut consumption, long-term weight change, and obesity risk in women. Am J Clin Nutr 2009; 89(6): 1913–19.

82. Thompson LU, Chen JM, Li T, et al. Dietary flaxseed alters tumor biological markers in postmenopausal breast cancer. Clin Cancer Res 2005; 11(10):3828–35.

83. Cooney RV , Custer LJ, Okinaka L, et al. Effects of dietary sesame seeds on plasma tocopherol levels. Nutr Cancer 2001; 39(1): 66–71.

84. Wu WH, Kang YP, Wang NH, et al. Sesame ingestion affects sex hormones, antioxidant status, and blood lipids in postmenopausal women. J Nutr 2006; 136(5): 1270–75.

第四章　必須知道的感冒與流感知識

85. Linder JA, Singer DE. Desire for antibiotics and antibiotic prescribing for adults with upper respiratory tract infections. J Gen Intern Med 2003; 18(10): 795–801. Nash DR, Harman J, Wald ER, Kelleher KJ. Antibiotic prescribing by primary care physicians for children with upper respiratory tract infections. Arch Pediatr Adolesc Med 2002; 156(11): 1114–19.

86. Stone S, Gonzales R, Maselli J, Lowenstein SR. Antibiotic prescribing for patients with colds, upper respiratory tract infections, and bronchitis: a national study of hospital-based emergency departments. Ann Emerg Med 2000; 36(4): 320–27.

87. Sharp HJ, Denman D, Puumala S, Leopold DA. Treatment of acute and chronic rhinosinusitis in the United States, 1999–2002. Arch Otolaryng Head Neck Surg 2007, Mar; 133(3): 260–65.

88. DiFrancesco E. Stop treating colds with antibiotics. Infect Dis News 1992, Aug; 12. Orr PH, Scherer KS, Macdonald A, Moffatt MEK. Randomized placebo-controlled trials of antibiotics for acute bronchitis: a critical review of the literature. J Fam Pract 1993; 36: 507–12.

89. Shehab N, Patel PR, Srinivasan A, Budnitz DS. Emergency department visits for antibiotic-associated adverse events. Clin Infect Dis 2008, Sep 15; 47(6):735–43.

90. Beringer PM, Wong-Beringer A, Rho JP. Economic aspects of antibacterial adverse effects. PharmacoEcon 1998, Jan; 13: 35–49.

91. Chang ET, Smedby KE, Hjalgrim H, et al. Medication use and risk of non-Hodgkin's lymphoma. Am J Epidemiol 2005; 162(10): 965–74.

92. Velicer CM, Heckbert SR, Lampe JW, et al. Antibiotic use in relation to the risk of breast cancer. JAMA 2004; 291: 827–35.

93. Crider KS, Cleves MA, Reefhuis J, et al. Antibacterial medication use during pregnancy and risk of birth defects: national birth defects prevention study. Arch Pediatr Adolesc Med 2009; 163(11): 978–85.

94. Belanger K, Murk W, Bracken MB. Antibiotic exposure by 6 months and asthma and allergy at 6 years: findings in a cohort of 1,401 U.S. children. Am J Epidemiol 2010; DOI:10.1093/aje/kwq400.

95. Paul IM, Yoder KE, Crowell KR, et al. Effect of dextromethorphan, diphenhydramine, and placebo on nocturnal cough and sleep quality for coughing. Pediatrics 2004; 114(1): e85-e90.

96. Sutter AI, Lemiengre M, Campbell H, Mackinnon HF. Antihistamines for the common cold. Cochrane Database Syst Rev 2003; (3): CD001267.

97. Simasek M, Blandino DA. Treatment of the common cold. Am Fam Phys 2007, Feb 15; 75(4): 515–20.

98. Mackowiak P. Benefits versus risk of the febrile response. In Mackowiak P, ed. Fever: Basic Mechanisms and Management. Lippincott-Raven, 1997; 279–86. Husseini RH, Sweet C, Collie MH, et al. Elevation of nasal viral levels by suppression of fever in ferrets infected with influenza viruses of

differing virulence. J Infect Dis 1982; 145: 520–24.

99. Graham NM, Burrell CJ, Douglas RM, et al. Adverse effects of aspirin, acetaminophen, and ibuprofen on immune function, viral shedding, and clinical status in rhinovirus-infected volunteers. J Infect Dis 1990; 162: 1277–82. Stanley ED, Jackson GG, Panusarn C, et al. Increased virus shedding with aspirin treatment of rhinovirus infection. JAMA 1975; 231: 1248–51.

100. Graham NM, Burrell CJ, Douglas RM, et al. Adverse effects of aspirin, acetaminophen, and ibuprofen on immune function, viral shedding, and clinical status in rhinovirus-infected volunteers. J Infect Dis. 1990; 162(6): 1277–82.

101. Rennard BO, Ertl RF, Gossman GL, et al. Chicken soup inhibits neutrophil chemotaxis in vitro. Chest 2000; 118(4): 1150–57.

102. Singh M. Heated, humidified air for the common cold. Cochrane Database Syst Rev 2001; (4): CD001728. Arroll B. Non-antibiotic treatments for upperrespiratory tract infections (common cold). Respir Med 2005; 99(12): 1477–84. Moore M, Little P. Humidified air inhalation for treating croup. Cochrane Database Syst Rev 2006; (3): CD002870.

103. Guppy MP, Mickan SM, Del Mar CB. Advising patients to increase fluid intake for treating acute respiratory infections. Cochrane Database Syst Rev 2005; (4): CD004419.

104. Rabago D, Zgierska A, Mundt MJ, et al. Efficacy of daily hypertonic saline nasal irrigation among patients with sinusitis: a randomized controlled trial. J Fam Pract 2002; 51(12): 1049–55.

105. Kassel JC, King D, Spurling GK. Saline nasal irrigation for acute upper respiratory tract infections. Cochrane Database Syst Rev 2010; (3):

CD006821.

106. Vickers AJ, Smith C. Homoeopathic Oscillococcinum for preventing and treating influenza and influenza-like syndromes. Cochrane Database Syst Rev 2006; (3): CD001957.

107. Douglas RM, Hemilä H, Chalker E, et al. Vitamin C for preventing and treating the common cold. Cochrane Database Syst Rev 2007; (3): CD000980.

108. Taylor JA, Weber W, Standish L, et al. Efficacy and safety of Echinacea in treating upper respiratory tract infections in children: a randomized controlled trial. JAMA 2003; 290(21): 2824–30.

109. Turner R B, Bauer R, Woelkart K, et al. An evaluation of Echinacea angustifolia in experimental rhinovirus infections. N Engl J Med 2005; 353: 341–48. Yale SH, Liu K. Echinacea purpurea therapy for the treatment of the common cold: a randomized, double-blind, placebo-controlled clinical trial. Arch Intern Med 2004; 164: 1237–41.

110. Lissiman E, Bhasale AL, Cohen M. Garlic for the common cold. Cochrane Database Syst Rev 2009; (3): CD006206. Josling P. Preventing the common cold with a garlic supplement: a double-blind, placebo-controlled survey. Adv Ther 2001; 18(4): 189–93.

111. Chen Q, Ganapathy S, Singh KP, et al. Resveratrol induces growth arrest and apoptosis through activation of FOXO transcription factors in prostate cancer cells. PLoS One 2010; 5(12): e15288. Patel KR, Brown VA, Jones DJ, et al. Clinical pharmacology of resveratrol and its metabolites in colorectal cancer patients. Cancer Res 2010; 70(19): 7392–99.

112. Ghanim H, Sia CL, Korzeniewski K, et al. A resveratrol and polyphenol preparation suppresses oxidative and inflammatory stress response to

a high-fat, high-carbohydrate meal. J Clin Endocrinol Metab 2011; 0: jc.2010–1812v1-jc.2010–1812.

113. Kraft TE, Parisotto D, Schempp C, Efferth T. Fighting cancer with red wine? Molecular mechanisms of resveratrol. Crit Rev Food Sci Nutr 2009; 49(9): 782–99.

114. Singh M, Das RR. Zinc for the common cold. Cochrane Database Syst Rev 2011; (2): CD001364.

115. Cannell JJ, Vieth R, Umhau JC, et al. Epidemic influenza and vitamin D. Epidemiol Infect 2006; 134: 1129–40. Urashima M, Segawa T, Okazaki M, etal. Randomized trial of vitamin D supplementation to prevent seasonal influenza A in schoolchildren. Am J Clin Nutr 2010; 91: 1255–60.

116. Yamshchikov AV, Desai NS, Blumberg HM, et al. Vitamin D for treatment and prevention of infectious diseases: a systematic review of randomized controlled trials. Endocr Pract 2009; 15: 438–49.

117. Roschek B Jr, Fink RC, McMichael MD, et al. Elderberry flavonoids bind to and prevent H1N1 infection in vitro. Phytochem 2009; 70: 1255–61.

118. Zakay-Rones Z, Thom E, Wollan T, Wadstein J. Randomized study of the efficacy and safety of oral elderberry extract in the treatment of influenza A and B virus infections. J Int Med Res 2004; 32: 132–40. Vlachojannis JE, Cameron M, Chrubasik S. A systematic review of the sambuci fructus effect and efficacy profiles. Phytother Res 2010; 24(1): 1–8.

第五章　健康的碳水化合物、脂肪與蛋白質

119. Lanza E, Hartman TJ, Albert PS, et al. High dry bean intake and reduced risk of advanced colorectal adenoma recurrence among participants in the polyp prevention trial. J Nutr 2006; 136: 1896–903. Finley JW, Burrell JB,

Reeves PG, et al. Pinto bean consumption changes SCFA profiles in fecal fermentations, bacterial populations of the lower bowel, and lipid profiles in blood of humans. J Nutr 2007; 137(11): 2391–98.

120. Sluijs I, van der Schouw YT, van der A DL, et al. Carbohydrate quantity and quality and risk of type 2 diabetes in the European Prospective Investigation into Cancer and Nutrition-Netherlands (EPIC-NL) study. Am J Clin Nutr 2010; 92(4): 905–11. Barclay AW, Petocz P, McMillan-Price J, et al. Glycemic index, glycemic load, and chronic disease risk—a meta-analysis of observational studies. Am J Clin Nutr 2008, Mar; 87(3): 627–37. Gnagnarella P, Gandini S, La Vecchia C, et al. Glycemic index, glycemic load, and cancer risk:a meta-analysis. Am J Clin Nutr 2008; 87: 1793–801. Sieri S, Krogh V, Berrino F, et al. Dietary glycemic load and index and risk of coronary heart disease in a large Italian cohort: the EPICOR study. Arch Intern Med 2010; 170: 640–47. Buyken AE, Toeller M, Heitkamp G, et al. Glycemic index in the diet of European outpatients with type 1 diabetes: relations to glycated hemoglobin and serum lipids. Am J Clin Nutr 2001; 73(3): 574–81.

121. Larsson SC, Bergkvist L, Wolk A. Glycemic load, glycemic index, and breast cancer risk in a prospective cohort of Swedish women. Int J Cancer 2009, Jul 1; 125(1): 153–57. Wen W, Shu XO, Li H, et al. Dietary carbohydrates, fiber, and breast cancer risk in Chinese women. Am J Clin Nutr 2009, Jan; 89(1): 283–89. Pisani P. Hyper-insulinaemia and cancer, meta-analysesof epidemiological studies. Arch Physiol Biochem 2008, Feb; 114(1): 63–70. Rossi M, Lipworth L, Polesel J, et al. Dietary glycemic index and glycemic load and risk of pancreatic cancer: a case-control study. Ann Epidemiol 2010, Jun; 20(6): 460–65. Thompson CL, Khiani V, Chak A, et al. Carbohydrate consumption and esophageal cancer: an ecological assessment. Am J

Gastroenterol 2008, Mar; 103(3): 555–61. Augustin LS, Gallus S, Negri E, La Vecchia C. Glycemic index, glycemic load, and risk of gastric cancer. Ann Oncol 2004, Apr; 15(4): 581–84.

122. Brown MJ, Ferruzzi MG, Nguyen ML, et al. Carotenoid bioavailability is higher from salads ingested with full-fat than with fat-reduced salad dressings as measured with electrochemical detection. Am J Clin Nutr 2004; 80(2):396–403.

123. Hu FB, Stampfer MJ. Nut consumption and risk of coronary heart disease: a review of epidemiologic evidence. Curr Atheroscler Rep 1999 Nov; 1(3): 204–9. Mukuddem-Petersen J, Oosthuizen W, Jerling JC. A systematic review of the effects of nuts on blood lipid profiles in humans. J Nutr 2005; 135(9): 2082–89. Lamarche B, Desroche S, Jenkins DJ, et al. Combined effects of a dietary portfolio of plant sterols, vegetable protein, viscous fiber, and almonds on LDL particle size. Br J Nutr 2004; 92(4): 654–63.

124. 6. Cerda B, Tomas-Barberan FA, Espin JC. Metabolism of antioxidant and chemopreventive ellagitannins from strawberries, raspberries, walnuts, and oakaged wine in humans: identification of biomarkers and individual variability. J Agric Food Chem 2005; 53(2): 227–35. Ros E, Naatez I, Parez-Heras A, et al. A walnut diet improves endothelial function in hypercholesterolemic subjects: a randomized crossover trial. Circulation 2004; 109(13): 1609–14.

125. Hu FB, Willett WC. Optimal diets for prevention of coronary heart disease. JAMA 2002; 288(20): 2569–78. Sabaté J. Nut consumption, vegetarian diets, ischemic heart disease risk, and all-cause mortality: evidence from epidemiologic studies. Am J Clin Nutr 1999, Sep; 70 (3): 500S–503S.

126. Ellsworth JL, Kushi LH, Folsom AR. Frequent nut intake and risk of death

from coronary heart disease and all causes in postmenopausal women: the Iowa Women's Health Study. Nutr Metab Cardiovasc Dis 2001; 11(6): 372–77.

127. Coates AM, Howe PR. Edible nuts and metabolic health. Curr Opin Lipidol 2007; 18(1): 25–30. Segura R , Javierre C, Lizarraga MA, R os E. Other relevant components of nuts: phytosterols, folate, and minerals. Br J Nutr 2006; 96(2Suppl): S36–44.

128. Rajaram S, Sabate J. Nuts, body weight, and insulin resistance. Br J Nutr 2006; 96(2 Suppl): S79–86. Sabat ÃJ. Nut consumption and body weight. Am J Clin Nutr 2003; 78(3 Suppl): 647S–650S. Bes-Rastrollo M, Sabat ÃJ, Gamez-Gracia E, et al. Nut consumption and weight gain in a Mediterranean cohort: the SUN study. Obesity 2007; 15(1): 107–16. Garca-Lorda P, Megias Rangil I, Salas-Salvada J. Nut consumption, body weight, and insulin resistance. Eur J Clin Nutr 2003; 57(1 Suppl): S8–11. Megas-Rangil I, Garca-Lorda P, Torres-MorenoM, et al. Nutrient content and health effects of nuts. Arch Latinoam Nutr 2004; 54(2 Suppl): 83–86.

129. Baron S, Rinsky R. NIOSH mortality study of NFL football players: 1959–88. Centers for Disease Control, National Institute for Occupational Safetyand Health 1994 (HETA 88–085).

130. Gualberto A, Pollak M. Emerging role of insulin-like growth factor receptor inhibitors in oncology: early clinical trial results and future directions. Oncogene 2009; 28: 3009–21.

131. Bartke A. Minireview: role of the growth hormone/insulin-like growth factor system in mammalian aging. Endocrinol 2005; 146: 3718–23.

132. Kaaks R. Nutrition, insulin, IGF-1 metabolism, and cancer risk: a summary of epidemiological evidence. Novartis Found Symp 2004; 262: 247–60;

discussion 260–68. McCarty MF. Vegan proteins may reduce risk of cancer, obesity, and cardiovascular disease by promoting increased glucagon activity. Med Hypoth 1999; 53: 459–85.

133. Cannata D, Fierz Y, Vijayakumar A, et al. Type 2 diabetes and cancer:what is the connection? Mt Sinai J Med 2010; 77: 197–213. Venkateswaran V, Haddad AQ, Fleshner NE, et al. Association of diet-induced hyperinsulinemia with accelerated growth of prostate cancer (LNCaP) xenografts. J Natl Cancer Inst 2007; 99: 1793–800.

134. Laron Z. The GH-IGF1 axis and longevity: the paradigm of IGF1 deficiency. Hormones (Athens) 2008; 7: 24–27.

135. Bonafe M, Barbieri M, Marchegiani F, et al. Polymorphic variants of insulinlike growth factor I (IGF-I) receptor and phosphoinositide 3-kinase genes affect IGF-I plasma levels and human longevity: cues for an evolutionarily conserved mechanism of life span control. J Clin Endocrinol Metab 2003; 88: 3299–304. Cheng CL, Gao TQ, Wang Z, et al. Role of insulin/insulin-like growth factor 1 signaling pathway in longevity. World J Gastroenterol 2005; 11: 1891–95.

136. Vardy ER, Rice PJ, Bowie PC, et al. Increased circulating insulin-like growth factor–1 in late-onset Alzheimer's disease. J Alz Dis 2007; 12: 285–90. Cohen E. Countering neurodegeneration by reducing the activity of the insulin/IGF signaling pathway: current knowledge and future prospects. Exp Gerontol 2010; 5: 58–71.

137. Berryman DE, Christiansen JS, Johannsson G, et al. Role of the GH/IGF-1 axis in lifespan and healthspan: lessons from animal models. Growth Horm IGF Res 2008; 18: 455–71.

138. Werner H, Bruchim I. The insulin-like growth factor-I receptor as an

oncogene. Arch Physiol Biochem 2009; 115: 58–71. Chitnis MM, Yuen JS, Protheroe AS, et al. The type 1 insulin-like growth factor receptor pathway. Clin Cancer Res 2008; 14: 6364–70.

139. Rinaldi S, Peeters PH, Berrino F, et al. IGF-I, IGFBP-3 and breast cancer risk in women: the European Prospective Investigation into Cancer and Nutrition (EPIC). Endocr Relat Cancer 2006; 13: 593–605.

140. Hankinson SE, Willett WC, Colditz GA, et al. Circulating concentrations of insulin-like growth factor-I and risk of breast cancer. Lancet 1998; 351: 1393–96.

141. Lann D, LeRoith D. The role of endocrine insulin-like growth factor-I and insulin in breast cancer. J Mammary Gland Biol Neoplasia 2008; 13: 371–79. Allen NE, Roddam AW, Allen DS, et al. A prospective study of serum insulinlike growth factor-I (IGF-I), IGF-II, IGF-binding protein-3 and breast cancer risk. Br J Cancer 2005; 92: 1283–87. Fletcher O, Gibson L, Johnson N, et al. Polymorphisms and circulating levels in the insulin-like growth factor system and risk of breast cancer: a systematic review. Cancer Epidemiol Biomark Prev 2005; 14: 2–19. Renehan AG, Zwahlen M, Minder C, et al. Insulin-like growth factor (IGF)-I, IGF binding protein-3, and cancer risk: systematic review and meta-regression analysis. Lancet 2004; 363: 1346–53. Shi R, Yu H, McLarty J, et al. IGF-I and breast cancer: a meta-analysis. Int J Cancer 2004; 111: 418–23. Sugumar A, Liu YC, Xia Q, et al. Insulin-like growth factor (IGF)-I and IGF-binding protein-3 and the risk of premenopausal breast cancer: a meta-analysis of literature. Int J Cancer 2004; 111: 293–97. Baglietto L, English DR, Hopper JL, et al. Circulating insulin-like growth factor-I and binding protein-3 and the risk of breast cancer. Cancer Epidemiol Biomark Prev 2007; 16: 763–68.

142. Davies M, Gupta S, Goldspink G, et al. The insulin-like growth factor system and colorectal cancer: clinical and experimental evidence. Int J Colorectal Dis 2006; 21: 201–8. Sandhu MS, Dunger DB, Giovannucci EL. Insulin, insulin-like growth factor-I (IGF-I), IGF binding proteins, their biologic interactions, and colorectal cancer. J Natl Cancer Inst 2002; 94: 972–80. Werner H, Bruchim I. The insulin-like growth factor-I receptor as an oncogene. Arch Physiol Biochem 2009; 115: 58–71.

143. Rowlands MA, Gunnell D, Harris R, et al. Circulating insulin-like growth factor peptides and prostate cancer risk: a systematic review and meta-analysis. Int J Cancer 2009; 124: 2416–29. Weiss JM, Huang WY, Rinaldi S, et al. Endogenous sex hormones and the risk of prostate cancer: a prospective study. Int J Cancer 2008; 122: 2345–50.

144. Salvioli S, Capri M, Bucci L, et al. Why do centenarians escape or postpone cancer? The role of IGF-1, inflammation, and p53. Cancer Immunol Immunother 2009; 58: 1909–17.

145. Giovannucci E, Pollak M, Liu Y, et al. Nutritional predictors of insulin-like growth factor I and their relationships to cancer in men. Cancer Epidemiol Biomark Prev 2003; 12: 84–89.

146. Thissen JP, Ketelslegers JM, Underwood LE. Nutritional regulation of the insulin-like growth factors. Endocr Rev 1994; 15: 80–101. Clemmons DR, Seek MM, Underwood LE. Supplemental essential amino acids augment the somatomedin-C/insulin-like growth factor I response to refeeding after fasting. Metabolism 1985; 34: 391–95.

147. Holmes MD, Pollak MN, Willett WC, et al. Dietary correlates of plasma insulin-like growth factor I and insulin-like growth factor binding protein 3 concentrations. Cancer Epidemiol Biomark Prev 2002; 11: 852–61.

148. Fontana L, Weiss EP, Villareal DT, et al. Long-term effects of calorie or protein restriction on serum IGF-1 and IGFBP-3 concentration in humans. Aging Cell 2008; 7: 681–87. Allen NE, Appleby PN, Davey GK, et al. The associations of diet with serum insulin-like growth factor I and its main binding proteins in 292 women meat-eaters, vegetarians, and vegans. Cancer Epidemiol Biomark Prev 2002; 11: 1441–48. Allen NE, Appleby PN, Davey GK, et al. Hormones and diet: low insulin-like growth factor-I but normal bioavailable androgens in vegan men. Br J Cancer 2000; 83: 95–97.

149. Young VR, Pellett PL. Plant proteins in relation to human protein and amino acid nutrition. Am J Clin Nutr 1994; 59: 1203S–1212S.

150. Dewell A, Weidner G, Sumner MD, et al. Relationship of dietary protein and soy isoflavones to serum IGF-1 and IGF binding proteins in the Prostate Cancer Lifestyle Trial. Nutr Cancer 2007; 58: 35–42.

151. Dewell A, Weidner G, Sumner MD, et al. Relationship of dietary protein and soy isoflavones to serum IGF-1 and IGF binding proteins in the Prostate Cancer Lifestyle Trial. Nutr Cancer 2007; 58: 35–42. Gann PH, Kazer R, Chatterton R, et al. Sequential, randomized trial of a low-fat, high-fiber diet and soy supplementation: effects on circulating IGF-I and its binding proteins in premenopausal women. Int J Cancer 2005; 116: 297–303. Khalil DA, Lucas EA, Juma S, et al. Soy protein supplementation increases serum insulin-like growth factor-I in young and old men but does not affect markers of bone metabolism. J Nutr 2002; 132: 2605–08.

152. Fuhrman J, Sarter B, Glaser D, Acocella S. Changing perceptions of hunger on a high nutrient density diet. Nutr J 2010; 9: 51; DOI:10.1186/1475–2891–9–51.

第六章　做出正確的選擇

153. Key TJ, Fraser GE, Thorogood M, et al. Mortality in vegetarians and nonvegetarians: detailed findings from a collaborative analysis of 5 prospective studies. Am J Clin Nutr 1999; 70(3): 516S–524S. Key TJA, Thorogood M, Appleby PN, Burr ML. Dietary habits and mortality in 11,000 vegetarians and health conscious people: results of a 17 year follow up. BMJ 1996; 313: 775–79. Key TJ, Appleby PN, Davey GK. Mortality in British vegetarians: review and preliminary results from EPIC-Oxford. Am J Clin Nutr 2003; 78(3 Suppl): 533S–538S.

154. Robbins J. Healthy at 100. Ballantine Books, 2007.

155. Campbell TC, Junshi C. Diet and chronic degenerative diseases: perspective from China. Am J Clin Nutr 1994; 59(5 Suppl): 1153S–1161S.

156. Tucker KL, Hallfrisch J, Qiao N, et al. The combination of high fruit and vegetable and low saturated fat intakes is more protective against mortality in aging men than is either alone: the Baltimore Longitudinal Study of Aging. J Nutr 2005; 135(3): 556–61.

157. Fraser G. Diet, Life Expectancy, and Chronic Disease. Oxford University Press, 2003. Fraser GE, Shavlik DJ. Ten years of life: is it a matter of choice? Arch Intern Med 2001; 161: 1645–52.

158. Nieman DC, Henson DA, Austin MD, et al. Upper respiratory tract infection is reduced in physically fit and active adults. Br J Sports Med; DOI:10.1136/bjsm.2010.077875.

159. Lee I, Hsieh C, Paffenbarger RS. Exercise intensity and longevity in men. JAMA 1995; 273: 1179–84.

160. Franco OH, de Laet C, Peeters A, et al. Effects of physical activity on life

expectancy with cardiovascular disease. Arch Intern Med 2005; 165(20): 2355–60.

161. Bjelakovic G, Nikolova D, Gluud LL, et al. Antioxidant supplements for prevention of mortality in healthy participants and patients with various diseases. Cochrane Database Syst Rev 2008; (2): CD007176.

162. Xu Q, Parks CG, DeRoo LA, et al. Multivitamin use and telomere length in women. Am J Clin Nutr 2009; 89(6): 1857–63.

163. Omenn GS, Goodman GE, Thornquist MD, et al. Effects of a combination of beta carotene and vitamin A on lung cancer and cardiovascular disease. N Eng J Med 1996; 334(18): 1150–55. Hennekens CH, Buring JE, Manson JE, et al. Lack of effect of long-term supplementation with beta carotene on the incidence of malignant neoplasms and cardiovascular disease. N Eng J Med 1996; 334(18): 1145–49. Albanes D, Heinonen OP, Taylor PR, et al. Alphatocopherol and beta-carotene supplements and lung cancer incidence in the alpha-tocopherol, beta-carotene cancer prevention study: effects of base-line characteristics and study compliance. J Nat Cancer Inst 1996; 88(21): 1560–70. Rapola JM, Virtamo J, Ripatti S, et al. Randomized trial of alpha-tocopherol and beta-carotene supplements on incidence of major coronary events in men with previous myocardial infarction. Lancet 1997; 349(9067): 1715–20.

164. Omenn GS, Goodman GE, Thornquist MD, et al. Risk factors for lung cancer and for intervention effects in CARET, the Beta-Carotene and Retinol Efficacy Trial. J Natl Cancer Inst. 1996; 88(21): 1550–9.

165. Bjelakovic G, Nikolova D, Gluud LL, et al. Mortality in randomized trials of antioxidant supplements for primary and secondary prevention. JAMA 2007; 297: 842–57.

166. Whiting SJ, Lemke B. Excess retinol intake may explain the high incidence of osteoporosis in northern Europe. Nutr Rev 1999; 57(6): 192–95.

167. Melhus H, Michaelson K, Kindmark A, et al. Excessive dietary intake of vitamin A is associated with reduced bone mineral density and increased risk of hip fracture. Ann Intern Med 1998; 129(10): 770–78.

168. Schlotz W, Jones A, Phillips DI, et al. Lower maternal folate status in early pregnancy is associated with childhood hyperactivity and peer problems in offspring. J Child Psychol & Psych 2010, May; 51(5): 594–602.

169. Kwan ML, Jensen CD, Block G, et al. Maternal diet and risk of childhood acute lymphoblastic leukemia. Pub Health Rep 2009, Jul–Aug; 124(4): 503–14.

170. Petridou E, Ntouvelis E, Dessypris N, et al. Maternal diet and acute lymphoblastic leukemia in young children. Cancer Epidemiol Biomark Prev 2005, Aug; 14(8): 1935–39. Huncharek M, Kupelnick B. A meta-analysis of maternal cured meat consumption during pregnancy and the risk of childhood brain tumors. Neuroepidemiol 2004, Jan–Apr; 23(1–2): 78–84. Pogoda JM, Preston-Martin S, Howe G, et al. An international case-control study of maternal diet during pregnancy and childhood brain tumor risk: a histology-specific analysis by food group. Ann Epidemiol 2009, Mar; 19(3): 148–60.

171. Turnlund JR, Jacob RA, Keen CL, et al. Long-term high copper intake: effects on indexes of copper status, antioxidant status, and immune function in young men. Am J Clin Nutr 2004 Jun; 79(6): 1037–44.

172. Morris MC, Evans DA, Tangney CC, et al. Dietary copper and high saturated and trans fat intakes associated with cognitive decline. Arch Neurol 2006, Aug; 63(8): 1085–88.

173. Ascherio A, Willett WC, Rimm EB, et al. Dietary iron intake and risk of

coronary disease among men. Circulation 1994; 89(3): 969–74. Morrison HI, Semenciw RM, Mao Y, et al. Serum iron and risk of fatal acute myocardial infarction. Epidemiol1994; 5(2): 243–46.

174. Clarke TB, Davis KM, Lysenko ES, et al. Recognition of peptidoglycan from the microbiota by Nod1 enhances systemic innate immunity. Nat Med 2010; 16: 228–31.

175. de Vrese M, Rautenberg P, Laue C, et al. Probiotic bacteria reduced duration and severity but not the incidence of common cold episodes in a double blind, randomized, controlled trial. Vaccine 2006; 24: 6670–74. Pregliasco F, Anselmi G, Fonte L, et al. A new chance of preventing winter diseases by the administration of symbiotic formulations. J Clin Gastroenterol 2008; 42(3 Suppl): S224-S233. Tiollier E, Chennaoui M, Gomez-Merino D, et al. Effect of a probiotics supplementation on respiratory infections and immune and hormonal parameters during intense military training. Mil Med 2007; 172: 1006–11. Kekkonen RA., Vasankari TJ, Vuorimaa T, et al. The effect of probiotics on respiratory infections and gastrointestinal symptoms during training in marathon runners. Int J Sport Nutr Exerc Metab 2007; 17: 352–63. Kekkonen RA. Lummela N, Karjalainen H, et al. Probiotic intervention has strain specific anti-inflammatory effects in healthy adults. World J Gastroenterol 2008; 14:2029–36.

176. He FJ, MacGregor GA. A comprehensive review on salt and health and current experience of worldwide salt reduction programmes. J Hum Hypertens, 2009; 23(6): 363–84.

177. Sanders, PW. Vascular consequences of dietary salt intake. Am J Physiol Renal Physiol 2009; 297(2): 237–43. Simon, G. Experimental evidence for blood pressure-independent vascular effects of high sodium diet. Am J

Hypertens 2003; 16(12): 1074–78.

178. Dickinson KM, Clifton PM, Keogh JB. Endothelial function is impaired after a high-salt meal in healthy subjects. Am J Clin Nutr 2011; 93(3): 500–505. Lin J Hu FB, Curhan GC. Association of diet with albuminuria and kidney function decline. Clin J Am Soc Nephrol 2010; 5(5): 836–43.

179. Lorenz MW, Markus HS, Bots ML, et al. Prediction of clinical cardiovascular events with carotid intima-media thickness: a systematic review and metaanalysis. Circulation 2007; 115(4): 459–67.

180. Teucher B, Dainty JR, Spinks CA, et al. Sodium and bone health: impact of moderately high and low salt intakes on calcium metabolism in postmenopausal women. J Bone Min Res 2008; 23(9): 1477–85. Heaney RP. Role of dietary sodium in osteoporosis. J Am Coll Nutr 2006; 25(3 Suppl): 271S–276S.

181. Sonnenberg, A. Dietary salt and gastric ulcer. Gut 1986; 27(10): 1138–42. Tsugane S, Sasazuki S. Diet and the risk of gastric cancer: review of epidemiological evidence. Gastr Cancer 2007; 10(2): 75–83.

182. de Wardener HE, MacGregor GA. Harmful effects of dietary salt in addition to hypertension. J Hum Hypertens 2002; 16(4): 213–23.

183. Tuomilehto J, Jousilahti P, Rastenyte D, et. al. Urinary sodium excretion and cardiovascular mortality in Finland: a prospective study. Lancet 2001; 357 (9259): 848–51.

184. Huxley R, Man Ying Lee C, Barzi F, et al. Coffee, Decaffeinated coffee, and tea consumption in relation to incident type 2 diabetes mellitus. Arch Intern Med 2009; 169(22): 2053–63.

185. Greenberg JA, Owen DR, Geliebter A. Decaffeinated coffee and glucose metabolism in young men. Diab Care 2010; 33: 278–80.

186. Pereira MA, Parker ED, Folsom AR. Coffee consumption and risk of type 2 diabetes mellitus: an 11-year prospective study of 28,812 postmenopausal women. Arch Intern Med 2006; 166: 1311–16. Van Dijk AE, Olthof MR, Meeuse JC, et al. Acute effects of decaffeinated coffee and the major coffee components chlorogenic acid and trigonelline on glucose tolerance. Diab Care 2009; 32: 1023–25.

187. Mikuls TR, Julian BA, Bartolucci A, et al. Coffee, tea, and caffeine consumption and risk of rheumatoid arthritis. Arth & Rheum 2002; 46(1): 83–91.

188. Noordzij M, Uiterwaal CS, Arends LR, et al. Blood pressure response to chronic intake of coffee and caffeine: a meta-analysis of randomized controlled trials. J Hypertens 2005; 23: 921–28. James JE. Critical review of dietary caffeine and blood pressure: a relationship that should be taken more seriously. Psychosom Med 2004; 66: 63–71.

189. Korde LA, Wu AH, Fears T, et al. Childhood soy intake and breast cancer risk in Asian American women. Cancer Epidemiol Biomark Prev 2009; 18(4): 1050–59. Lee SA, Shu XO, Li H, et al. Adolescent and adult soy food intake and breast cancer risk: results from the Shanghai Women's Health Study. Am J Clin Nutr 2009; 89(6): 1920–26. Shu XO, Jin F, Wen W, et al. Soybean intake during adolescence and subsequent risk of breast cancer among Chinese Women. Cancer Epidemiol Biomark Prev 2001; 10: 483–88.

190. Trock BJ, Hilakivi-Clarke L, Clarke R. Meta-analysis of soy intake and breast cancer risk. J Natl Cancer Inst 2006; 98(7): 459–71.

191. Wu AH, Yu MC, Tseng CC, Pike MC. Epidemiology of soy exposures and breast cancer risk. Br J Cancer 2008; 98(1): 9–14.

192. Guha N, Kwan ML, Quesenberry CP Jr, et al. Soy isoflavones and risk of

cancer recurrence in a cohort of breast cancer survivors: the Life after Cancer Epidemiology study. Breast Cancer Res Treat 2009; 118(2): 395–405.

193. Hwang YW et al. Nutr Cancer 2009; 61(5): 598–606. Hwang YW, Kim SY, Jee SH, et al. Soy food consumption and risk of prostate cancer: a meta-analysis of observational studies. Nutr Cancer 2009; 61(5): 598–606.

194. Myung SK, Ju W, Choi HJ, Kim SC, Korean Meta-Analysis (KORMA) Study Group. Soy intake and risk of endocrine-related gynecological cancer: a metaanalysis. BJOG 2009; 116(13): 1697–705.

195. Davis BC, Kris-Etherton PM. Achieving optimal essential fatty acid status in vegetarians: current knowledge and practical implications. Am J Clin Nutr 2003; 78(3 Suppl): 640S–646S. Brenna, JT. Efficiency of conversion of alphalinolenic acid to long chain n-3 fatty acids in man. Curr Opin Clin Nutr Metab Care 2002; 5(2): 127–32.

196. Giovannucci E, Pollak M, Liu Y, et al. Nutritional predictors of insulin-like growth factor I and their relationships to cancer in men. Cancer Epidemiol Biomark Prev 2003; 12: 84–89.

197. Hardell L, Andersson SO, Carlberg M, et al. Adipose tissue concentrations of persistent organic pollutants and the risk of prostate cancer. J Occup Environ Med 2006; 48: 700–707. Van Maele-Fabry G, Libotte V, Willems J, et al. Review and meta-analysis of risk estimates for prostate cancer in pesticide manufacturing workers. Cancer Caus Contr 2006; 17: 353–73. Stripp C, Overvad K, Christensen J, et al. Fish intake is positively associated with breast cancer incidence rate. J Nutr 2003; 133(11): 3664–69. Aronson KJ, Miller AB, Wollcott CG, et al. Breast adipose tissue concentrations of polychlorinated biphenyls and other organochlorines and breast cancer risk. Cancer Epidemiol Biomark Prev 2000, Jan; 9: 55. Unger M, Olsen, J.

Organochlorine compounds in the adipose tissue of deceased people with and without cancer. Environ Res 1980; 23: 257–63.

198. Kaushik M, Mozaffarian D, Spiegelman D, et al. Long-chain omega-3 fatty acids, fish intake, and the risk of type 2 diabetes mellitus. Am J Clin Nutr 2009; 90: 613–20. Brasky TM, Till C, White E, et al. Serum phospholipid fatty acids and prostate cancer risk: results from the Prostate Cancer Prevention Trial. Am J Epidemiol; published ahead of print 2011, Apr 24; DOI:10.1093/aje/kwr027. Am J Epidemiol 2011; DOI:10.1093. Stripp C, Overvad K, Christensen J, et al. Fish intake is positively associated with breast cancer incidence rate. J Nutr 2003; 133(11): 3664–69.

199. Geppert J, Kraft V, Demmelmair H, Koltzko B. Docosahexaenoic acid supplementation in vegetarians effectively increases omega-3 index: a randomized trial. Lipids 2005, Aug; 40(8): 807–14.

200. Mills PK, Dodge J, Yang R. Cancer in migrant and seasonal hired farm workers. J Agromed 2009; 14(2): 185–91.

201. Bouchard MF, Bellinger DC, Wright RO, et al. Attention-deficit hyperactivity disorder and urinary metabolites of organophosphate pesticides. Pediatrics 2010; 125:e1270–e1277.

202. Dinis-Oliveira RJ, Remião F, Carmo H, et al. Paraquat exposure as an etiological factor of Parkinson's disease. Neurotox 2006, Dec; 27(6): 1110–22. Tanner CM, Kamel F, Ross GW, et al. Rotenone, paraquat, and Parkinson's disease. Environ Health Perspect 2011; DOI:10.1289/ehp.1002839 (online 2011, Jan 26).

203. U.S. Department of Agriculture. http://www.ams.usda.gov/AMSv1.0/nop.

204. Grinder-Pedersen L, Rasmussen SE, Bügel S, et al. Effect of diets based on foods from conventional versus organic production on intake and excretion

of flavonoids and markers of antioxidative defense in humans. J Agric Food Chem 2003, Sep 10; 51(19): 5671–76. Olsson ME, Andersson CS, Oredsson S, et al. Antioxidant levels and inhibition of cancer cell proliferation in vitro by extracts from organically and conventionally cultivated strawberries. J Agric Food Chem 2006; 54(4): 1248–55.

205. Fuhrman J, Sarter B, Calabro DJ. Brief case reports of medically supervised, water-only fasting associated with remission of autoimmune disease. Altern Ther Health Med 2002, Jul–Aug; 8(4): 110–12.

206. Müller H, de Toledo FW, Resch KL, et al. Fasting followed by vegetarian diet in patients with rheumatoid arthritis: a systematic review. Scand J Rheum 2001; 30(1): 1–10. Darlington LG, Ramsey NW, Mansfield JR. Placebo-controlled, blind study of dietary manipulation therapy in rheumatoid arthritis. Lancet 1986; 1(8475): 236–38.

207. Nenonen M, Törrönen R, Häkkinen AS, et al. Antioxidants in vegan diet and rheumatic disorders. Toxicol 2000; 155(1–3): 45–53.

208. Leiba A, Armital H, Gershwin ME, Shoenfeld Y. Diet and Lupus 2001; 10(3): 246–48. McCarty MF. Upregulation of lymphocyte apoptosis as a strategy for preventing and treating autoimmune disorders: a role for whole-food vegan diets, fish oil, and dopamine agonists. Med Hypoth 2001; 57(2): 258–75.

高寶書版集團
gobooks.com.tw

HD 127
吃出超級免疫力
抵抗病毒、流感、癌症侵襲，後疫情時代的不生病指南
Super Immunity：The Essential Nutrition Guide for Boosting Your Body's Defenses to Live Longer, Stronger, and Disease Free

作　　者	喬爾・傅爾曼（Joel Fuhrman, M. D.）
譯　　者	蔣馨儀
責任編輯	吳珮旻
封面設計	鄭佳容
內頁排版	賴姵均
企　　劃	何嘉雯

發 行 人	朱凱蕾
出　　版	英屬維京群島商高寶國際有限公司台灣分公司
	Global Group Holdings, Ltd.
地　　址	台北市內湖區洲子街88號3樓
網　　址	gobooks.com.tw
電　　話	（02）27992788
電　　郵	readers@gobooks.com.tw（讀者服務部）
	pr@gobooks.com.tw（公關諮詢部）
傳　　真	出版部 （02）27990909　行銷部 （02）27993088
郵政劃撥	19394552
戶　　名	英屬維京群島商高寶國際有限公司台灣分公司
發　　行	英屬維京群島商高寶國際有限公司台灣分公司
初版日期	2020年09月

國家圖書館出版品預行編目（CIP）資料

吃出超級免疫力：抵抗病毒、流感、癌症侵襲,後疫情時代的不生病指南
/ 喬爾.傅爾曼(Joel Fuhrman)著；蔣馨儀譯. -- 初版. -- 臺北市：高寶國
際出版：高寶國際發行, 2020. 09
　面；　公分. --（HD 127）

譯自：Super immunity : the essential nutrition guide for boosting
your body's defenses to live longer,stronger,and disease free

ISBN 978-986-361-902-4（平裝）

1.食療　2.健康飲食　3.免疫力　4.食譜

418.91   109011728

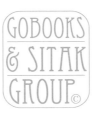